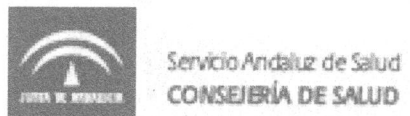

Servicio Andaluz de Salud
CONSEJERÍA DE SALUD

MANUAL PARA PERSONAL DE NUEVA INCORPORACIÓN EN URGENCIAS

Hospital Regional Carlos Haya de Málaga

RELACIÓN ENFERMER@S DE URGENCIAS PARTICIPANTES.

Mª Luz Molina Fernández.

Francisco Mostazo Serralvo.

Pedro Campos Fernández.

Carmen Cañete Torres.

Antonia González López.

Mª Isabel Marín Moreno.

Pedro Merchán Espino.

Adelaida Ordoñez Castaño.

Lidia Romero Picón.

Mª Rosado Becerra.

Mª Jesús Solero Pérez.

ÍNDICE.

INTRODUCCIÓN.

Carta de bienvenida

Te damos la bienvenida al Servicio de Urgencias del Hospital Regional Universitario Carlos de Haya Pabellón B, permíteme que te trasmita mi más sincero y afectuoso recibimiento, deseándote que esta información a modo de guía te sea útil, para proporcionarte una visión global de nuestra unidad, funcionamiento y organización, así como unas orientaciones básicas que te faciliten la integración en el equipo de trabajo, impregnándote de nuestra filosofía, trabajo en equipo y responsabilidad en la utilización de los recursos con que disponemos.

Espero que te sientas satisfecho/a en el desarrollo de tu actividad profesional en el centro.

Supervisor@ del Servicio de Urgencias.

INFORMACIÓN DE INTERÉS GENERAL.

Llegada al Servicio.

Si es la primera vez que vienes a trabajar a este Centro hospitalario, deberás pasarse primeramente por la Jefatura de Enfermería situada en la planta baja del Pabellón B, para dar sus datos y así poder incorporarlos en la ficha de personal del Hospital.

Una vez haya entregado sus datos pasará con la Supervisora de Área correspondiente para que lo/la conozcan y le informe de las características propias de la Unidad en la que van a trabajar.

Además le entregará una nota para retirar las prendas del uniforme correspondientes (calzado, pijama y bata) en el servicio de lencería situado en la planta sótano del pabellón B . Deberá firmar el recibo que acreditará la recepción de las mismas y servirá para poder realizar el necesario control de entrega. Actualmente existe una máquina dispensadora de pijamas de un solo uso, de color azul situada en la 2º planta en el servicio de UCI. Para disponer de ellos deberá ponerse en contacto con el servicio de lencería para la toma de huella. Horario: 11 a 13 h. La limpieza del uniforme se lleva a cabo en la lavandería del hospital de donde una vez limpio lo retirará de lencería .También se le informará dónde se encuentran los vestuarios, así como la posibilidad de disponer de taquilla que se solicita al jefe de celadores cuyo despacho se encuentra en la planta baja del pabellón B.

Una vez realizado estos trámites podrá ponerse en contacto con el Supervisor del Servicio para la gestión de turnos.

Su turno de trabajo figurará en planilla desde el primer día de su incorporación, así como el puesto de trabajo donde estará ubicado. Se le entregará copia de la planilla.

La identificación de profesionales es objetivo básico para garantizar el derecho de los usuarios a saber quien les atiende, así como para mejorar la seguridad en los Centros del Servicio Andaluz de Salud. Los profesionales deben estar identificados en todo momento durante su jornada laboral, portando la Tarjeta Personal Identificativa (entregada en la U.A.P planta baja del pabellón de gobierno al firmar el contrato de trabajo) , prendida del uniforme en un lugar fácilmente visible. Es responsabilidad del profesional la correcta utilización, conservación y custodia de la Tarjeta de la que es titular. Dicha tarjeta identificativa tiene una banda magnética que acciona el mecanismo de apertura de la puerta automática que comunica al Hall de los ascensores con el área de urgencias.

Sólo se permitirá el acceso externo al Servicio de Urgencias a aquellos profesionales que pertenezcan al Servicio de Urgencias o vengan a realizar puntual o transitoriamente su trabajo en Urgencias. El Servicio de Urgencias no es un lugar de paso.

NORMAS DE FUNCIONAMIENTO DEL SERVICIO.

ÁREA DE POLICLÍNICA:

• La atención a los pacientes se realizará en función de: la gravedad y el problema de salud. Priorizado por el personal sanitario y no por orden de llegada.

• El mostrador de admisión, es el lugar donde se recogen los datos personales, teléfono de contacto y se realizan los trámites de ingreso.

• Es importante traer siempre: Tarjeta sanitaria, Informes médicos previos, medicamentos que toma y documento de derivación del médico que lo envía.

• El paciente permanecerá en la Zona de cuidados mientras se completa su estudio.

• Se permitirá un acompañante, debidamente identificado y designado por el paciente. El personal de Admisión facilitará la etiqueta identificativa al familiar/acompañante.

• En caso de incumplimiento, el personal de enfermería recordará las normas establecidas e invitará a la salida a la persona excedente y/o sin etiqueta. En el supuesto que se produzca el más mínimo problema, se comunicará al celador, éste a su vez al Vigilante de Seguridad, siempre que sea necesario, actuándose en consecuencia.

• La información clínica se le dará al paciente y al familiar o acompañante que él indique.

• El resto de familiares/acompañantes deben permanecer en la sala de espera.

• Los tiempos medios de esperaba van a depender de: la gravedad de la enfermedad y de las pruebas solicitadas.

• Al alta se le entregará un informe clínico de asistencia. Le recomendamos que acuda a su médico de familia en cuanto le sea posible.

• La historia clínica y las pruebas complementarias quedarán archivadas en nuestro centro.

• Si el paciente precisa ingreso en Observación, su familiar tras aporta los datos administrativos en admisión y recoger sus efectos personales, podrá permanecer en la sala de espera hasta la información médica.

ÁREA DE OBSERVACIÓN:

- Horario de visitas en observación:

    ▪ Mañanas: desde las 12:00 a las 13:00 horas.

    ▪ Tarde: desde las 20:00 hasta las 21:00 horas.

    Sólo 2 acompañantes por paciente, sin posibilidad de cambio.

- Las visitas al Área de Observación podrán ser restringidas por necesidades del servicio o por orden facultativa.

- La familia accederá al Área de Observación acompañado del personal administrativo con apoyo del Vigilante de Seguridad.

- Una vez haya permitido a todos los familiares/acompañantes el acceso al área de observación, se ubicará un Vigilante de Seguridad en la puerta y NO se permitirá el acceso de ningún otro familiar/ acompañante. En todo caso, se le indicará que se acerque a Admisión de Urgencias y únicamente se le permitirá el acceso por indicación expresa del personal administrativo de Admisión al Vigilante de Seguridad situado en la puerta.

- Una vez terminada el horario de visita, el personal sanitario lo indicará a los familiares/ acompañantes de los pacientes de Observación para la salida ordenada de la zona. En el supuesto que se produzca el más mínimo problema, se comunicará al Celador, y éste a su vez al Vigilante de Seguridad, siempre que sea necesario.

- No aportar ni alimentos ni bebidas de fuera del hospital. Informe al personal sanitario de la medicación habitual que toma su familiar ingresado.

- La información médica se dará durante la visita a su familiar dentro del Área.

- En caso de agravamiento o alta se informará inmediatamente a los familiares mediante llamada a la sala de espera o en los teléfonos aportados.

- Si necesita contactar con el médico o personal al cuidado de su familiar, hágalo a través del servicio de Admisión.

- Pregunte al personal de enfermería todo lo referente al cuidado de su familiar.

- El hospital sólo se responsabiliza de objetos de valor entregados bajo custodia. Para retirarlos solicítelos a los celadores de la puerta de Urgencias.

SE RECUERDA A TODOS LOS USUARIOS QUE ESTÁ " PROHIBIDO FUMAR" EN EL HOSPITAL.

UBICACIÓN FÍSICA DEL SERVICIO.

El Servicio de Urgencias está ubicado en la planta semisotano del pabellón B del Hospital General, estando distribuido en las siguientes zonas asistenciales: Puerta, admisión, policlínica (recepción,consultas médicas, cuidados, sala de yesos/curas), observación y radiología.

PUERTA

Es la entrada al servicio de urgencias, en ella se encuentra:

-Puesto de celadores.- Cuenta con un mostrador y sillas, está ubicado junto a la puerta de acceso al área de atención al paciente.

-Puesto de administrativos.- Área que cuenta con un mostrador para admisión - altas, tres mesas de trabajo, fotocopiadora, impresoras y ordenadores.

RECEPCIÓN

Sala rectangular comunicada con pasillo principal por dos puertas, una en cada extremo y con el área de admisión por una puerta interior ,en ella se encuentran:

-Puesto de enfermería, situado en el extremo derecho, frente a la puerta de entrada, comunicado con el servicio de admisión y dentro de la sala de espera de pacientes. Constará de una mesa , dos ordenadores con sus impresoras, cuatro sillas, dos tensiómetros (uno fijo y otro portatil), dos termómetros y un teléfono.

-Consulta de EKG, espacio separado del resto de la sala por cortinas, consta de un electrocardiógrafo, una camilla, un carro para lencería , un carro de medicación ,material sanitario ,dos férulas de braun y dos balas de oxígeno.

-Puesto médico, situado en el extremo derecho en una habitación contigua.

-Sala de espera de pacientes, dotada con sillones y bancos , reservando un espacio para camillas y carritos.

-Lavabos, uno en cada extremo de la habitación.

CONSULTAS MÉDICAS

Se encuentran a continuación de la Recepción. Hay 5 consultas médicas y 1 de O.R.L. Todas están dotadas de mesas, sillas, ordenadores, impresoras y camillas.

CUIDADOS

Sala comunicada con pasillo central y área de acceso a observación, radiología y sala yesos/curas, consta de:

-Control de enfermería, situado en el extremo derecho, junto a la zona de trabajo, cuenta con un mostrador alto, una mesa de trabajo con teléfono, 2 ordenadores e impresoras. En su parte posterior se encuentran los casilleros para Historias Clínicas y resultados de analíticas y radiología (los cuales están de forma provisional hasta que se termine de informatizar todo el sistema de urgencias).

- Módulo de trabajo, formado por un mostrador con fregadero, casilleros de material y medicación, armarios para lencería y un ordenador en el lado izquierdo. Anexo a él se encuentra un habitáculo destinado a la extracción de analíticas y administración de inyectables, cuenta con un sillón para el paciente, banqueta, apoyabrazos, estantería auxiliar y casilleros de material. Aquí se encuentra también el maletín de traslado junto con su ambú.

-2 baños para pacientes, situados en la zona central lateral izq.

-Sala de espera de pacientes, dotada con sillones y bancos, tiene dos pequeños espacios delimitados por cortinas para la colocación de cuatro camillas.

-Sala de técnicas, anexa a la sala de cuidados tiene el acceso en el extremo izquierdo de ésta, también está comunicada con el pasillo principal, cuenta con un baño en el que se encuentran las botellas, cuñas y lavadora de deshechos. También cuenta con una camilla, una mesa, un ordenador, sillas , armarios y casilleros para material y lencería.

SALA DE YESOS/CURAS O SALA B

Está dividida en dos consultas:

-Consulta de yesos, está dividida por una cortina en zona de consulta y zona de trabajo, la zona de consulta consta de una mesa con ordenador e impresora, sillas para médicos y pacientes y estanterías para material de papelería y negatoscopio. La zona de trabajo consta de armarios para material a ambos lados, camilla articulada en zona central , al fondo fregadero con mostrador y un lavabo.

-Consulta de curas, consta de una mesa de trabajo, un ordenador e impresora, silla, banqueta, mesita auxiliar, nevera, lámpara portátil, camilla articulada en el centro, armarios para material a ambos lados, lavabo y vertedero. Está comunicada con consulta de yesos y con pasillo.

Frente a la sala de yesos/ curas existe una sala de espera.

OBSERVACIONES

El área de observación se divide en Observación 1 y 2, cada una de ellas formada por :

Área de ingreso, es el espacio destinado para la realización del ingreso del paciente en el área de observación.Una vez finalizado el mismo debe de dejarse disponible trás la reposición y limpieza del material utilizado.Debe realizarse también una revisión del área de críticos a la entrada de cada turno, dejando constancia de ello en la hoja de firmas.

- Dotación:
  - Carro de parada:Monitor desfibrilador,material de intubación, ambú y medicación(en cada carro de parada existe un listado del material necesario).
  - Carro de parada pediátrico (Observación 1).
  - Tensiómetro.
  - Tomas de pared de oxígeno,vacío y aire comprimido.
  - Respirador portátil.
  - Material fungible.
  - Bombas de infusión.
  - Sueros preparado.
  - Nevera para medicación(insulinas, glucagón, mioflex, nimbex, fibrinolíticos, aleudrina, VAT).
  - Vitrinas con medicación y material.
  - Electrocardiógrafo.
  - 2 Maletines de boussignac (Observación 2).
  - Material de vía aérea difícil (Observación 1).
  - Camilla de traslado.
  - Maletín de traslado.
  - Camilla de tijeras.
  - Lavabo.

-Zonas de camas, espacio abierto con camas y un puesto de enfermería.

- Observación 1:camas 30-41.La 36 es un módulo de aislamiento.La 37-38 son módulos independientes.

- Observación 2:camas 42-52,siendo la cama 48 un módulo independiente. Dispone también de:

- Área de sillones, S1-S10. Destinado a pacientes con patologías respiratorias que no precisen de monitorización ,transfusiones sanguíneas, extracción de hemocultivos, valoraciones neurológicas en TCE leves y CRU que precisen medicación IV.

- Sala de exploraciones especiales, donde se realizan lavados gástricos y toracocentesis.

Cada espacio destinado a una cama de la observación está dotado de un monitor,tomas de pared de vacío, aire comprimido,oxigeno y enchufes.

Dentro de la Observación 2 existe un almacén de material de reposición.

MÁQUINA DISPENSADORA DE FÁRMACOS

Hay una máquina dispensadora de fármacos en cada observación.El personal de Enfermería de Urgencias del Hospital General autorizado puede acceder a los dispensadores a través de una clave personal o su huella dactilar, y así obtener los medicamentos que se presentan de forma unitaria, o reponerlos.

Una vez retirado el fármaco, Enfermería registra esta acción en el equipo. La información sobre el volumen de medicamentos que resta en los equipos llega a la Unidad de Gestión Clínica de Farmacia, desde donde se emite la orden de reposición de los mismos si se precisa.

Los dispensadores se complementan con una nevera cuyo acceso también se controla de forma automática, para aquellos fármacos que precisan frío. La temperatura a la que han de conservarse estos fármacos es controlada desde el Servicio de Farmacia.
El sistema ofrece una mayor rapidez y fiabilidad en la identificación de fármacos por parte del personal de Enfermería. El dispensador indica al profesional de forma inmediata y mediante un sistema de luces el casillero donde se encuentra el medicamento solicitado.
Los nuevos equipos están conectados en red con la Unidad de Gestión Clínica de Farmacia del hospital. El software del sistema permite obtener información en tiempo real tanto del tratamiento farmacológico de cada paciente, como del stock de medicamentos en las Unidades donde están instalados. Cada uno de los equipos tiene una capacidad para almacenar unos 200 medicamentos diferentes, con el número de lote y fecha de caducidad en cada uno. La ordenación de los fármacos se ha realizado bajo criterios de funcionalidad y seguridad.

El registro informático de los fármacos retirados, así como de aquellos que quedan en los dispensadores, facilita un mayor control de gestión de fármacos por el Servicio de Farmacia, asegurando la disponibilidad de los mismos en las Unidades Clínicas. Este sistema permite además al farmacéutico realizar estudios sobre la utilización de medicamentos en las unidades donde se encuentran los equipos.
Este nuevo sistema se ha implantado en el hospital gracias a la labor conjunta de los servicios de Farmacia, Urgencias y Cuidados Críticos y el Área de Informática del centro, responsable del desarrollo del software.

DESCRIPCIÓN DE RECURSOS HUMANOS.

El Servicio cuenta con el siguiente personal:

PUERTA

−Mañana:

- 4 administrativos.

- 5 Celadores + 1 celador para control de entrada de usuarios.

- 2 vigilantes de seguridad.

− Tarde :

- 5 administrativos. (2 de ellos se quedan hasta las 1 h).

- 6 Celadores + 1 celador para control de entrada de usuarios.

- 2 vigilantes de seguridad.

− Noche:

- 3 administrativos.

- 12 Celadores(4 de ellos exclusivos del servicio de urgencias).

- 2 vigilantes de seguridad.

RECEPCIÓN

- Mañana y tarde:

• 2 enfermeros y 1 auxiliar de enfermería (compartida con cuidados y sala B).

• 2 celadores.

- Noche:

• 2 enfermeros (1 de ellos se queda hasta las 1 h).

• 1 celador.

CONSULTA DE TRIAGE MEDICO

– Mañana:

- 5 adjuntos.
- 6 R.1.

– Tarde:

- 4 adjuntos.
- 8 R (6 R.1 y 2 R.2).

– Noche:

- 2 adjuntos (1 de ellos hasta las 24 h).
- 8 R (6 R.1 y 2 R.2)

CUIDADOS

– Mañana:

- 2 enfermeros más 1 refuerzo a partir de las 10.30 h para todo el área de la policlínica.
- 1 auxiliar de enfermería.
- 1 celador para rayos compartido con sala yesos/curas.

–Tarde:

- 3 enfermeros.
- 1 enfermero de traslado.
- 1 auxiliar de enfermería.
- 1 celador para rayos.

– Noche:

- 2 enfermeros.
- 1 auxiliar de enfermería.
- 1 celador de rayos.

SALA B

−Mañana, tarde y noche :

- 1 adjunto.

- 1 enfermero.

- 1 auxiliar compartida área policlínica.

OBSERVACIÓN 1 y 2

−Mañana :

- 3 adjuntos (de lunes a viernes). Sábados, domingos y festivos 1 adjunto.

- 3 enfermeros + 1 refuerzo de 8 a 10.30 h (para ambas observaciones).

- 2 auxiliares de enfermería.

- 1 celador (para ambas observaciones).

−Tarde y noche:

- 1 adjunto (de lunes a domingo) + 2 Residentes.

- 3 enfermeros.

- 2 auxiliares de enfermería.

- 1 celador (para ambas observaciones).

DESPACHO SUPERVISOR ENFERMERÍA

−Mañana: 2 supervisores (8 a 15 h).

−Tarde : 1 supervisor de guardia Área de críticos (15 a 24 h).

−Noche: 1 supervisor general para todo el hospital.

DESCRIPCION FUNCIONAL.

PUERTA

Celadores:

.Recibir al paciente y derivarlo al área que corresponda según su situación: mostrador de admisión, paso directo a recepción o a observación. En caso de pasar directamente a un paciente le solicitará la documentación y la pasará al administrativo.

.Control del paso de acompañantes, solo se permitirá pasar a uno que se identificará debidamente en recepción.

.Acompañará a observación a los servicios de urgencias que pasen directamente .

.Ayudará al cambio de camilla cuando el paciente sea traído por los servicios de urgencias y vaya a permanecer en el área de recepción.

.Recogerá con un carro a los pacientes que traigan los servicios de urgencias y que no lleguen en camilla.

.Cursarán las peticiones de ecografías y TAC realizadas desde cuidados.

.Realizarán los ingresos en observación desde policlínica y los ingresos en planta desde policlínica u observación.

.Atenderán las necesidades de la sala de yesos/curas , en caso de que no esté su celador, así mismo realizaran las altas o ingresos desde esta zona.

Admisión:

.Filiar a TODOS los pacientes que lleguen a urgencias, ya sea directamente, por un acompañante o por documentación entregada por un celador, en caso de que el paciente entre a recepción sin filiar y no tenga documentación que pueda facilitar el celador, deberán entrar a tomar los datos. Se encargarán de devolver la documentación solicitada.

. Identificaran al acompañante del paciente con una pegatina

.Gestión de ingresos en planta y traslados interhospitalarios.

.Gestión de movimientos y visitas en observación.

.Gestión de altas.

.Información a usuarios sobre ubicación de pacientes y otros temas que sean de su competencia.

RECEPCIÓN

En esta área se determinará el motivo de consulta del paciente y se le adjudicará la prioridad que requiera, asimismo se atenderá de forma integral al mismo durante su estancia en el área.

Enfermería:

.Los enfermeros/as recepcionarán en el puesto de control, desplazándose según necesidades.

.Se abrirá la historia digital de salud del paciente anotando el motivo de consulta, alergias y constantes vitales si son precisas. Se hará intentando mantener la mayor intimidad posible del paciente.

.Se identificará al paciente con una pegatina que previamente habrá salido por la impresora. Las cuales se colocarán en un casillero que se encuentra junto a la impresora y posteriormente recogerán los facultativos .

.Si se identificara a un paciente sin filiar previamente, se dará aviso a servicio de admisión y mientras éste realiza la filiación, enfermería tomara mientras tanto las constantes vitales y motivo de consulta.

.Se comunicará al médico la situación del paciente cuando se considere necesaria la priorización.

.Administración de medicamentos vía oral, no se administrarán inyectables, se hará en cuidados donde se encuentran los medios adecuados.

.Realización de EKG, según criterio de enfermería o prescripción facultativa. En un principio deberá realizarse a pacientes con: Dolor torácico, sincope o lipotimia, disnea y arritmia detectada en la toma de frecuencia cardiaca.

Se realizarán además los EKG de los pacientes que vayan a ser intervenidos en el día.

.Administración de cuidados integrales de enfermería al paciente durante su estancia en la zona.

.Vigilancia de la conservación y buen estado del material sanitario y aparataje, así como de la limpieza de los mismos y del servicio, poniendo en conocimiento de sus superiores cualquier anomalía detectada.

Auxiliar de enfermería:

.Reposición de material sanitario y lencería en recepción, cuidados , consultas y sala de técnicas.

.Limpieza de carros de material, cables de EKG y tensiómetros (diario).

.Atención a necesidades básicas del paciente.

.Ayuda a enfermería si la solicita.

<u>Celador:</u>

.Llevará al paciente, que no pueda hacerlo solo, hasta la mesa de control de enfermería para su recepción.

.Llevará al paciente a los lugares donde se le solicite, lo hará en carro siempre que la situación del paciente lo requiera.

.Ayudará en la movilización e higiene de pacientes.

.Transportará el material que se le solicite.

.Se encargará de mantener la organización de los pacientes en el área, procurando no dejar en carro a los pacientes que puedan sentarse en sillones y colocando camillas y carros de la forma más cómoda posible.

CUIDADOS

En esta área se aplicarán las prescripciones terapéuticas que por su sencillez no corresponda a observación, tanto medicación como pruebas complementarias. Es el lugar de espera para las pruebas externas al servicio y para la consulta a especialistas. Atención integral del paciente hasta el momento de su alta o ingreso.

<u>Enfermería:</u>

.Al encontrarnos actualmente en un periodo de transición en el cual se está informatizando todo el servicio nuestra dinámica de trabajo es la siguiente:

.Se hará cargo de la historia que el médico deja en el control, cursará peticiones de rayos (si el médico no lo ha hecho) colocándola en la canastilla correspondiente, debajo de las anteriores. Tramitará las peticiones de TAC y ecografías. Identificará las historias con una tarjeta y se colocarán en el casillero de "pendientes" en los casos: Tac, ecografia, enemas, especialista, ingresos traslados ambulancia y técnicas que requieran repetición como toma de tensión, glucemias,.... Se quedará con las peticiones de analíticas para extraerlas y cursarlas.

.Rellenará adecuadamente la parte correspondiente a enfermería de la historia digital en la aplicación informática Diraya.

.Colocará los resultados de RX y analíticas en los casilleros colocados a tal efecto, mientras se termina de informatizar todo el servicio de urgencias.

.Informará al médico de policlínica de problemas que merezcan su atención.

.La extracción de sangre se realizará en los lugares habilitados para ello (zona de trabajo y sala de técnicas), no deberá hacerse en la sala de espera de pacientes, se puede tomar como excepción a los pacientes que se encuentran en camillas. Trás la extracción de sangre enviará los tubos y la petición debidamente codificada por el tubo neumático y registrará en la aplicación informática His-Clinico (GPC) el código de dicha petición.

.La toma de muestras de orina tiene varias modalidades: Pacientes que se valen por sí mismos y a los que se les proporciona el tarro de muestras, pacientes que no controlan la micción a los que se les pondrá la cuña / botella o se les realizará sondaje de un solo uso, siempre en la sala de técnicas y con ayuda de la auxiliar de enfermería y por último pacientes sondados a los que la auxiliar toma la muestra de la sonda.

.Administración de medicamentos vía oral y parenteral siempre que no precise la canalización de una vía periférica.

Auxiliar de enfermería:

.Reposición de material sanitario y lencería en recepción, cuidados , consultas y sala de técnicas.

.Limpieza de carros de material y tensiómetros (diario).

.Atención a necesidades básicas del paciente.

.Preparación del paciente quirúrgico de urgencias.

.Ayuda a enfermería si la solicita.

.Toma de muestras.

.Si tiene que facilitar comida al paciente lo pasará a la salita de observación 2.

Celadores:

.Llevará al paciente a los lugares donde se le solicite, lo hará en carro siempre que la situación del paciente lo requiera.

.Ayudará en la movilización e higiene de pacientes.

.Transportará el material que se le solicite.

.Se encargará de mantener la organización de los pacientes en el área, procurando no dejar en carro a los pacientes que puedan sentarse en sillones y colocando camillas y carros de la forma más cómoda posible.

.Trasportará a laboratorio peticiones y muestra que se requieran.

SALA DE TÉCNICAS

Se utiliza para:

.Sondajes vesicales o nasogástricos.

.Punciones lumbares.

.Tareas de higiene del paciente.

.Administración de inyectables y extracción de sangre.

.Curas.

SALA DE YESOS/CURAS O SALA B

En esta área se realizan técnicas por parte de enfermería y de los especialistas (traumatólogo, cirujano plástico, maxilofacial). No se realizarán técnicas complicadas como sutura de tendones que se tendrán que realizar en quirófano.

Enfermería:

.Colocación de vendajes y férulas.

.Colaboración con traumatólogo y especialistas en diversas técnicas.

.Realización de curas y suturas que no correspondan a especialistas.

.Control de material quirúrgico junto con la auxiliar, custodia de la llave del armario.

.Registro de actividad en historia digital..

.Proporcionar al paciente los folletos informativos de las técnicas que se le han realizado, debidamente cumplimentados.

Auxiliar de enfermería:

.Reposición de material sanitario y lencería .

.Limpieza de carros de material.

.Atención a necesidades básicas del paciente.

.Ayuda a enfermería si la solicita.

.Limpieza de material quirúrgico y envío a estéril, control de material junto con enfermería. Registro de envíos y recogidas de estéril.

Celador:

.Pasar a consulta los pacientes que estén en carros o camillas.

.Ayudar a movilizar pacientes.

.Llevar los pacientes de alta a la salida

.Realizar traslados a observación o cuidados.

OBSERVACIONES

Enfermería:

.Cuidarán de la recepción del paciente, y de su acomodación correspondiente. Comunicando al médico responsable la llegada del enfermo.

.Se monitorizará al paciente y se anotará las constantes vitales en la gráfica del paciente.

.Se realizará la valoración al ingreso, registrándolo en la gráfica.

.Canalización de vía periférica o central, según las necesidades del paciente y la indicación del médico.

.Administración de los tratamientos indicados en la hoja de prescripciones.

.Extracción de muestras de sangre y orina para estudios complementarios.

.Control de pruebas diagnósticas.

.Administración y control de los estupefacientes y psicótropos, cumplimentando los impresos para tal fin.

.Procurarán que se proporcione a los pacientes un ambiente confortable, ordenado, limpio y seguro.

.Presentarnos como enfermero referente del paciente.

. Cumplimentando y registrar en la gráfica de enfermería procedimientos, técnicas ,cuidados de enfermería, incidencias, etc. Así mismo quedará registrada en al gráfica la identificación del profesional que realiza los cuidados enfermeros.

.Vigilar la evolución de los pacientes durante su estancia en esta área.

.Informar al paciente de los procedimientos a seguir durante su estancia.

.Acompañar al paciente que los precise al TAC, UCI, Quirófano, y Endoscopias.

.El relevo en cada turno se tomará de manera personal, por lo que la puntualidad debe ser una norma de obligado cumplimiento.

.Detectar enfermos frágiles y cumplimentar informes de enfermería al alta.

.Dar curso a las órdenes médicas: tratamiento, pruebas complementarias, etc.

.Vigilar la distribución de regímenes alimenticios.

.Manejo del His-clínico (GPC y estación de enfermería).

.Manejo de la máquina de medicación.

.Mantendrán informados a sus superiores inmediatos las necesidades de la observación.

.Pondrá en conocimiento de sus superiores de cualquier anomalía o deficiencias en el desarrollo de la asistencia o en la dotación del servicio encomendado.

.Vigilará la conservación y el buen estado del material sanitario, instrumental y en general de cuantos aparatos clínicos que se usen en la observación, manteniéndolos ordenados en condiciones de perfecta utilización, así como efectuar la preparación adecuada del carro de parada y cualquier otro tipo de instrumental sanitario.

.Dispondrá de equipos de todo tipo para intubaciones, drenajes, vendajes, etc, así como preparar lo necesario para la asistencia urgente.

.Cumplirán y harán cumplir los procedimientos, protocolos y normas en el espacio de su responsabilidad.

Auxiliar de enfermería:

.Serán responsables ante la enfermera correspondiente de un determinado número de enfermos, que se repartirán dependiendo de la demanda de cuidados básicos de enfermería. Prestarán apoyo necesario a la enfermer@ en la recepción del enfermo.

.En general realizarán aquellas funciones propias de su trabajo y aquellas que faciliten las labores de la enfermer@ y del médico.

Celadores:

.Colaborarán en el área de ingresos.

.En general realizarán aquellas funciones propias de su trabajo y aquellas faciliten las labores de la enfermer@, auxiliar de enfermería y del médico.

TRASLADOS INTRAHOSPITALARIOS.

Se denomina así a los traslados que surgen dentro del hospital. Nos interesan los que van desde el box de críticos hacia la Tomografía Computarizada TAC, uno de los principales handicap es la distancia que hay que recorrer hasta el pabellón A y los traslados a UCi, con el inconveniente de tener que coger el ascensor.

La camilla idónea para este servicio es el Mazinger (que se muestra en la imagen), es la camilla que se utiliza en los pacientes politraumatizados, con mayor movilidad y posicionamientos (trendelemburg y anti),a sí como la realización de rayos en la misma camilla.

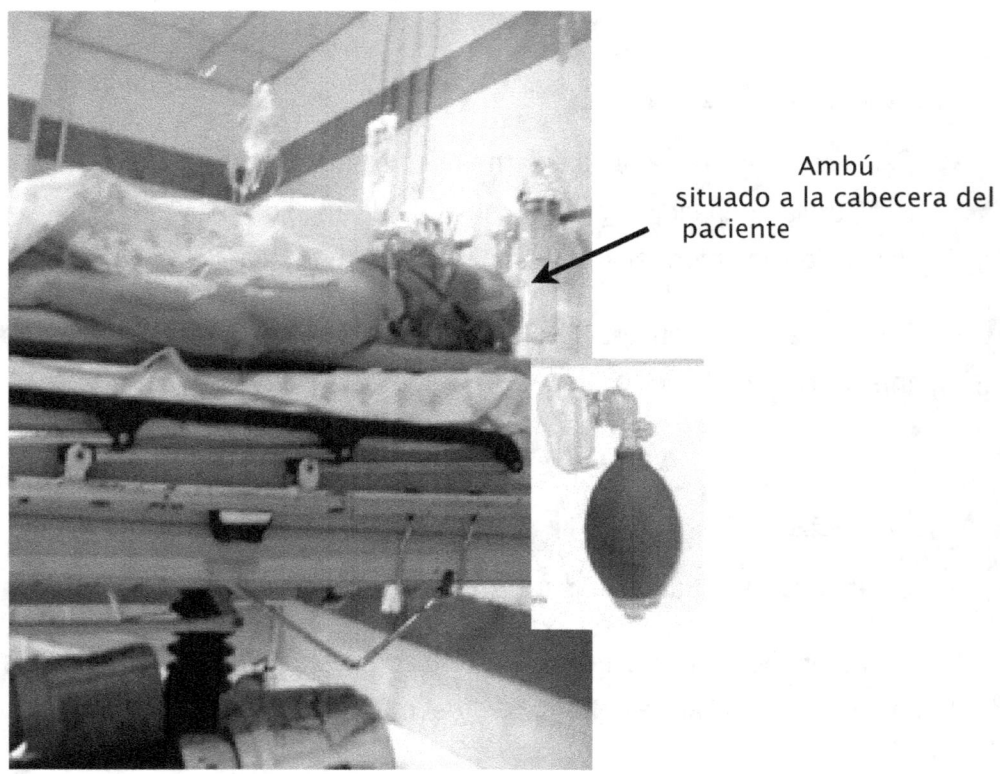

Ambú
situado a la cabecera del
paciente

Mantener al paciente monitorizado en todo momento, preservar su intimidad.

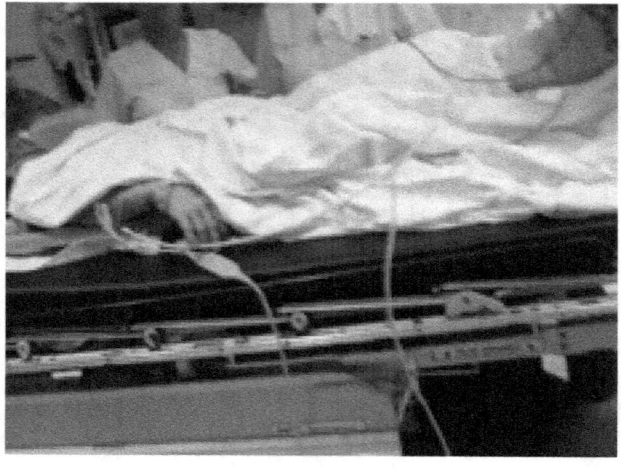

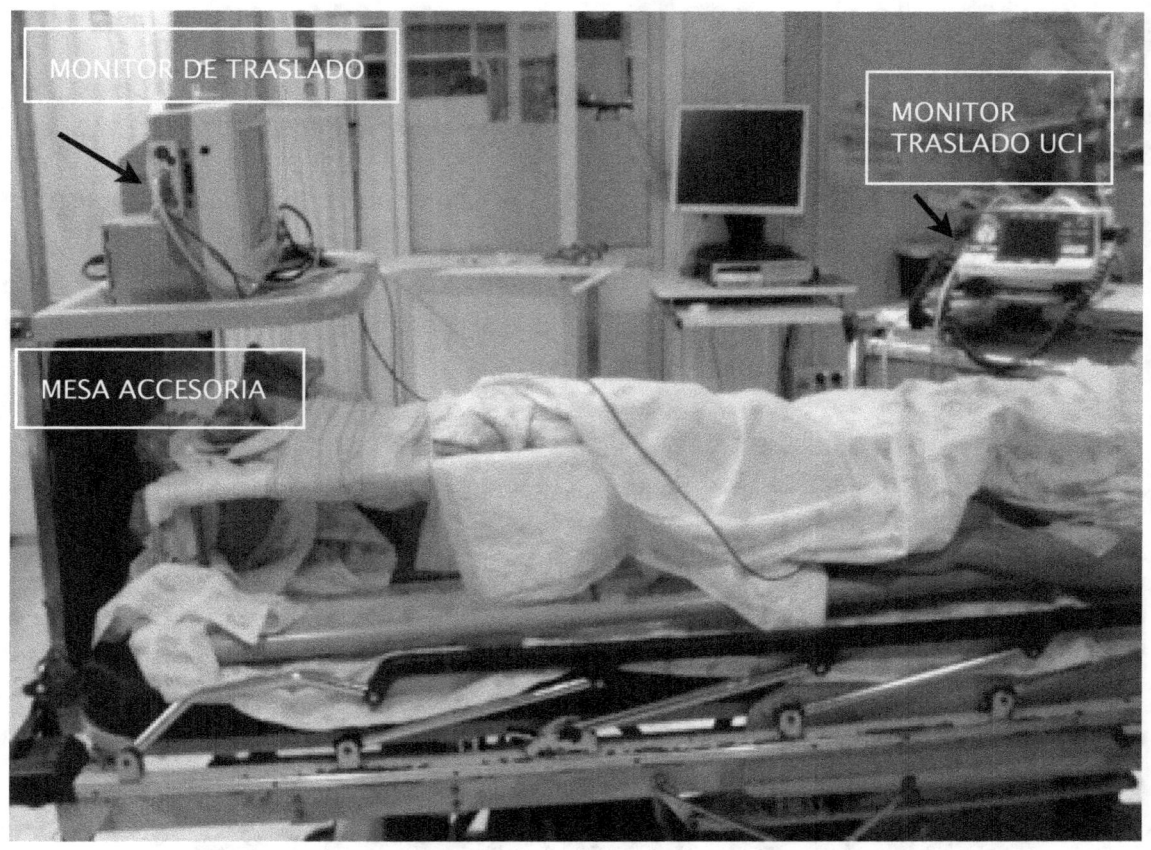

Material necesario:

- Monitor de traslado convencional o desfibrilador si el traslado es a UCI o existe peligro de PCR.

- Respirador portatil y bombona de repuesto de oxígeno, si el paciente está intubado.

- Maletín de traslado: (ver ficha de contenido) debe incluir:

    – Material de intubación: laringoscopio, pilas y tubos orotraqueales.

    – Material para aislar la vía aérea y oxigenar: guedel y ventimask o reservorio.

    – Medicación para sedar (Midazolam); relajar(Nimbex) en nevera.

    – Medicación en caso de PCR; adrenalina y atropina.

    – Sueros fisiológicos y expansores del plasma tipo Voluvem.

PREPARACIÓN DEL PACIENTE:

1. El equipo encargado del paciente está compuesto por un enfermero, un médico y varios celadores.

2. Antes de partir comprobaremos signos vitales (ekg, tensión arterial, pulso y saturación) y lo registraremos en la gráfica de enfermería.

3. Comprobaremos conexiones y reduciremos material innecesario como jeringas o bombas de perfusión a no ser que sea estrictamente necesario.

4. Podemos ayudarnos de una mesa auxiliar para colocar el monitor (comprobar autonomía y llevar cable de red), elevar la cama para colocar maletín de traslados, sueros y bombona de oxígeno debajo.

5. Se recomienda aspiración de secreciones, vaciado de bolsas antes del traslado.

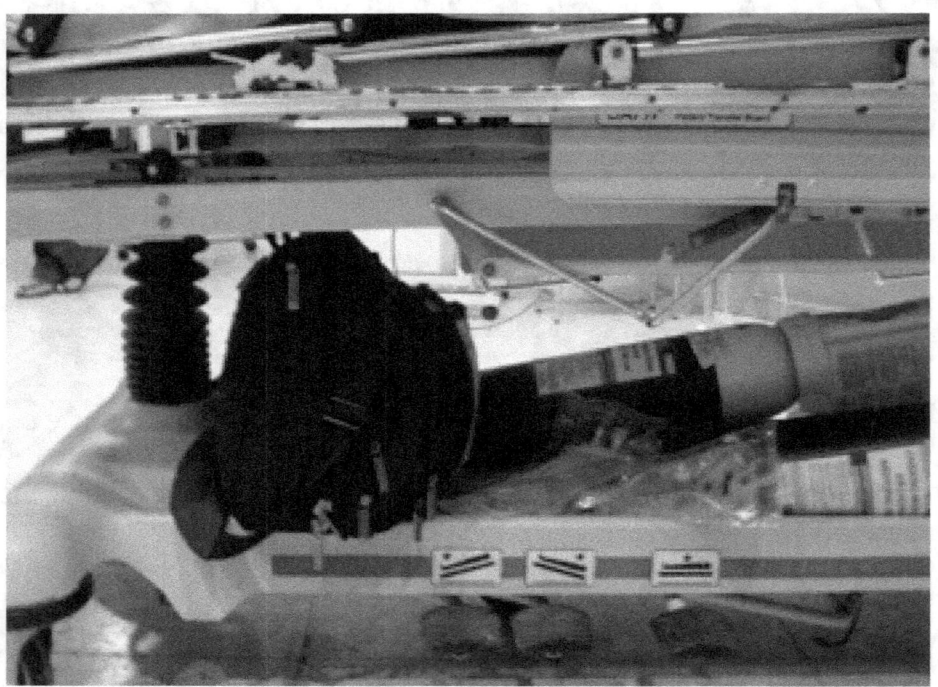

TRAYECTO:

1. Los celadores manipularán la camilla y el médico y la enfermer@ se colocarán detrás visualizando el monitor en todo momento.

2. Avisar con antelación del traslado al servicio correspondiente; Sala de Rayos, TAC o UCI.

3. Llevar consigo la petición de la prueba complementaria o documento de ALTA, según proceda.

LLEGADA AL DESTINO:

Si es UCI, ayudaremos a la trasferencia del paciente y daremos la información a enfermería del estado del paciente e incidencias.

Reemplazaremos el material de traslado por el de la Unidad.

Colocaremos nuestro material en la cama que volverá al Servicio de Urgencias.

Si es a TAC, es el lugar donde se pueden producir mayor incidencias durante la realización de la prueba.

– Posicionar correctamente al paciente en la camilla del TAC, así como el monitor de manera que se pueda visualizar en todo momento a través de la ventanilla.

– Dejar accesible un acceso venoso, en caso de necesidad.

– Ambú siempre cerca de la cabecera del paciente.

– Sacar el maletín de traslados de debajo de la camilla y colocarlo cerca del paciente.

– Premedicar al paciente antes de la prueba, si fuese necesario y bajo prescripción médica(cuidado con las prescripciones verbales).

REGRESO AL SERVICIO:

Revisar y reponer el material que hemos utilizado durante el traslado.

Registrar en la gráfica de enfermería cualquier incidencia ocurrida o medicación administrada.

Colocar al paciente en el box de críticos, tomar las constantes (T.a, pulso y saturación) y cambiar el material de traslado (monitor, bombonas,....).

TRASLADOS INTERHOSPITALARIOS.

Normas:

- Priorización: Se realizará en función de la situación del paciente y del servicio. Se puede dar prioridad a los pacientes que se encuentran en cuidados ya que sus situación es más incómoda y menos controlada que los de Observación, o se les dará prioridad a los de Observación dependiendo de la necesidad de camas libres, será una decisión a criterio de los profesionales implicados en el traslado.

- Familiares: Normalmente no acompañaran al paciente, si lo hacen irán con el conductor y siempre a criterio de enfermer@.

- Objetos personales:Los objetos de valor así como la ropa del paciente deberían ser retirados por la familia, en casos especiales el enfermer@ valorará si se los lleva o los deja en consigna.

- Utilización de sirena: A criterio enfermer@ en función del estado del paciente.

- Fallecimiento del paciente durante el traslado: Se comunicará al centro emisor para que den instrucciones.

- Transfusiones: En caso de que al paciente se le esté realizando una transfusión sanguínea, trasladarlo cuando esté pasando la última unidad o cuando haya terminado la transfusión.

    Funciones:

    ‣ TTS (Conductor):

        – Mantenimiento de limpieza y dotación de la ambulancia.

        – Recoger al enfermer@ de traslados en cuidados.

        – Comunicar a los celadores de puerta que hay un traslado y la localización del paciente, en caso de que se traslade en camilla dejará esta en el área de admisión donde la recogerá el celador que irá por el paciente.

        – Acomodar y asegurar al paciente en la ambulancia.

    ‣ Celador:

        – Buscar ropa y objetos personales del paciente.

        – Tomar la camilla de la ambulancia en la zona de admisión, o carro según el caso, y recoger al paciente, al cual dejará en la zona de admisión donde se encargará de él el conductor de la ambulancia.

        – Pasar al paciente de la cama a la camilla.

        – Acompañar en el traslado de pacientes psiquiátricos.

‣ Enfermería:

– Localización en el Área de cuidados donde reforzará mientras no haya traslados.

– Controlar traslados programados.

– Revisión de maletín y ambú de traslados.

– Cumplimentar la Hoja de Registro de traslados y entregarla a supervisión (Buzón).

– Llevarse la documentación que corresponda al paciente y el resto dejarlo e admisión.

–Avisar a Admisión del momento de traslado del paciente.

– Recibir información del paciente a trasladar.

– Ayudar al paso de cama a camilla.

– Acomodar al paciente en la ambulancia y vigilar dispositivos que tenga y estabilidad.

– Informar del estado del paciente al personal de recepción en destino y entregar documentación.

Documentación del paciente:

•Traslados a Centros del Complejo Hospitalario Carlos Haya:

• Historia Completa.

•Traslados a otros Centros Hospitalarios:

• Informe médico o fotocopias de la Historia.

• Pruebas Complementarias.

• Documentación aportada por el paciente.

• Informe de Continuidad de Cuidados.

• Orden Ingreso.

Para más información consultar Manual de actuación en traslados interhospitalarios.

SALA DE YESOS/ CURAS (SALA B).

Se pretende hacer una guía visual y de fácil manejo para facilitar el trabajo diario del profesional enfermero del área de urgencias, mejorando así la calidad asistencial.

Actualmente el equipo multidisciplinar está compuesto por un facultativo de familia, un enfermer@ (puesto en cuadrante n° 7) y una auxiliar de enfermeria (compartida con la sala de cuidados.). Un celador encargado de movilizar a pacientes y peticiones al servicio de radiología.

Puntualmente el médico está acompañado por un residente y en caso de necesidad asistencial acudirán facultativos de traumatología ó facultativo de cirugía plástica/maxilofacial según patología del paciente.

HORARIO:

El horario de trabajo es igual al de los otros puestos de enfermería, con la salvedad que durante el turno de mañana ,hasta la apertura de la sala ,el enfermero se quedará como apoyo asistencial en cuidados (policlínica), y en turno de noche al disminuir la afluencia asistencial pasará nuevamente a recepción o policlínica.

ESTRUCTURACIÓN Y MATERIALES:

La sala B consta de dos partes; una primera, con una camilla con brazos articulares, tipo Maquet, para la realización de vendajes y yesos

Y en la otra sala se realizarán suturas y curas de heridas limpias.
Existe una sala de espera propia de la sala de cuidados con wc.

Los pacientes son derivados desde recepción después de pasar por admisión (1) , (2) triage enfermero y (3) triage médico; una vez en la sala el orden de entrada será según criterios de gravedad o espera de pruebas complementarias.

El tipo de materiales se describe en las siguientes fotografías , así como su posible ubicación.

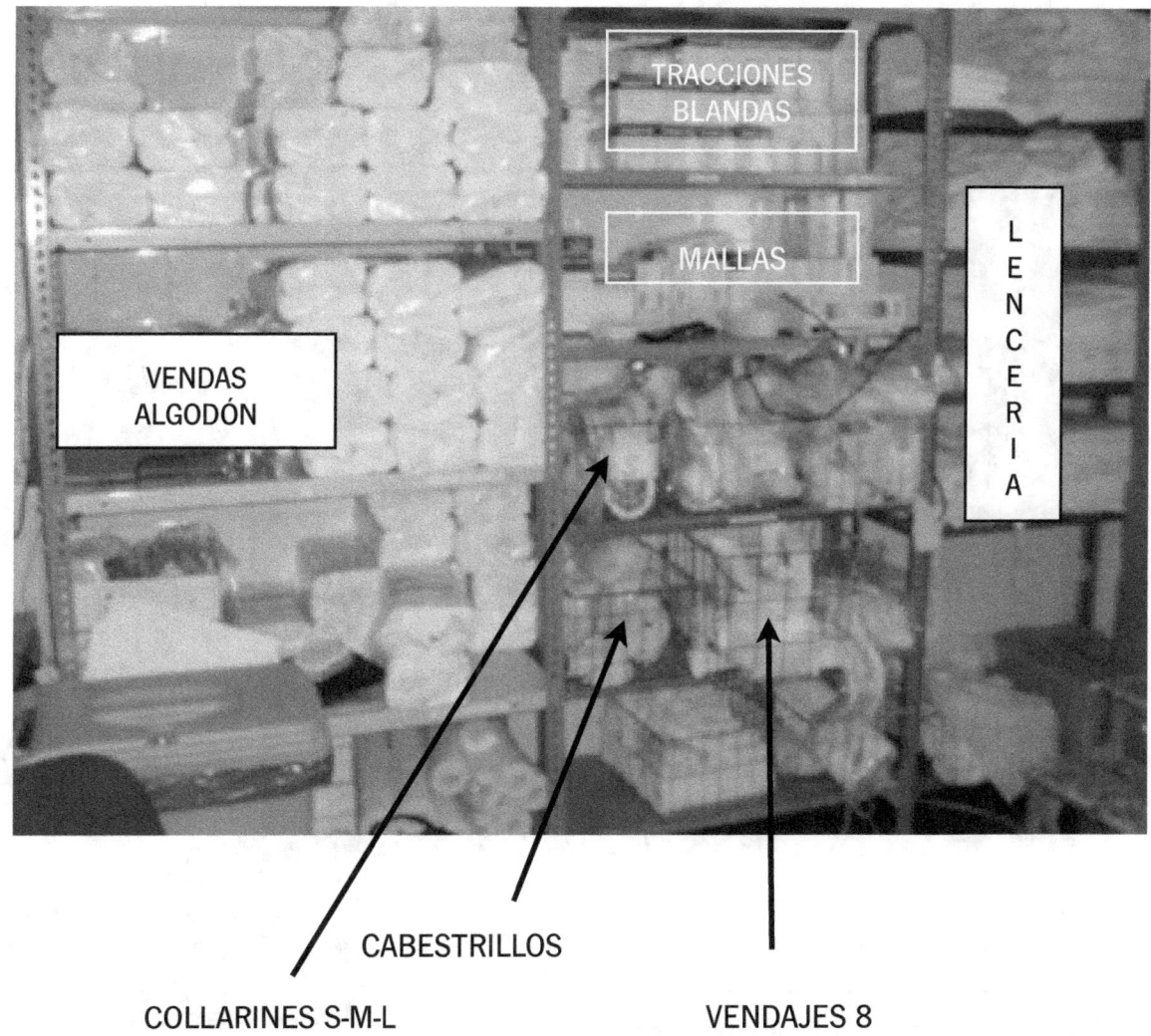

TRACCIONES BLANDAS

MALLAS

VENDAS ALGODÓN

LENCERIA

CABESTRILLOS

COLLARINES S-M-L

VENDAJES 8

– Collarines semi-rígidos talla S-M-L.

- Cabestrillos o inmovilizaciones de hombro, con antirrotador.

- Vendaje en "8" o inmovilizaciones de clavícula.

- Malla diferentes tallas para sujeción circular de apósitos.

- Tracciones blandas utilizadas en miembros inferiores, en fracturas de caderas.

- Venda de cristal, muy utilizada como protección antes del tensoplast.

- Lencería : ropa de cama, empapadores , pañales y batas de un solo uso.

SALA YESOS

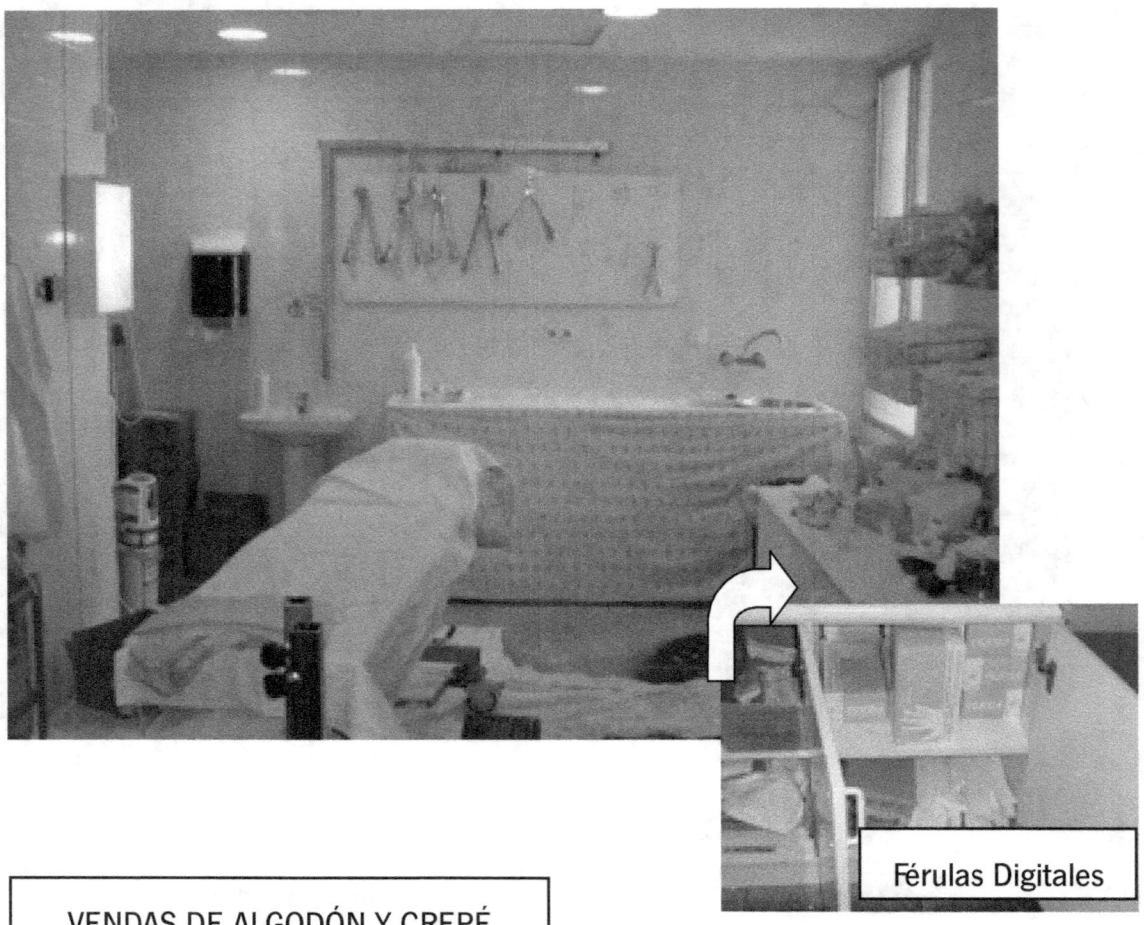

Férulas Digitales

VENDAS DE ALGODÓN Y CREPÉ

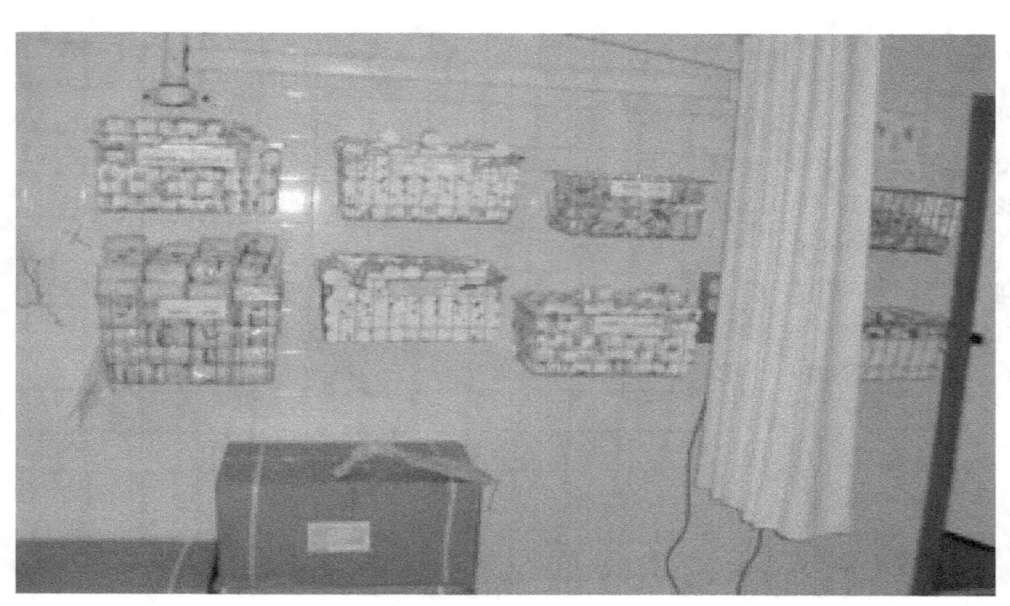

30

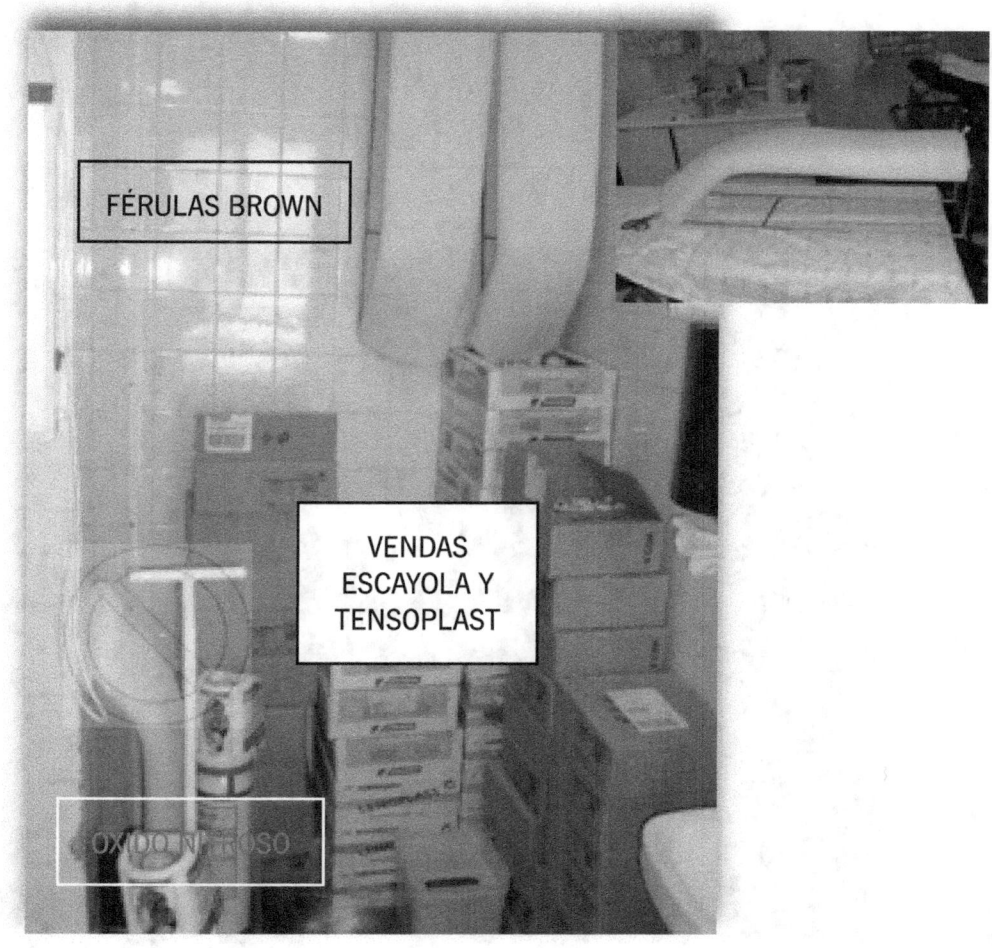

Óxido nitroso. Analgesia inhalada, NO confundir con Oxígeno.

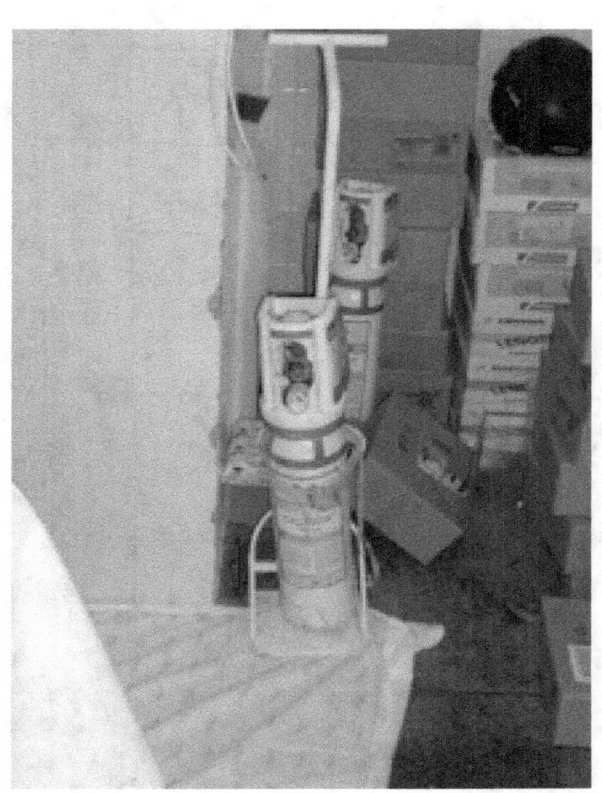

CONSULTA MÉDICA YESOS

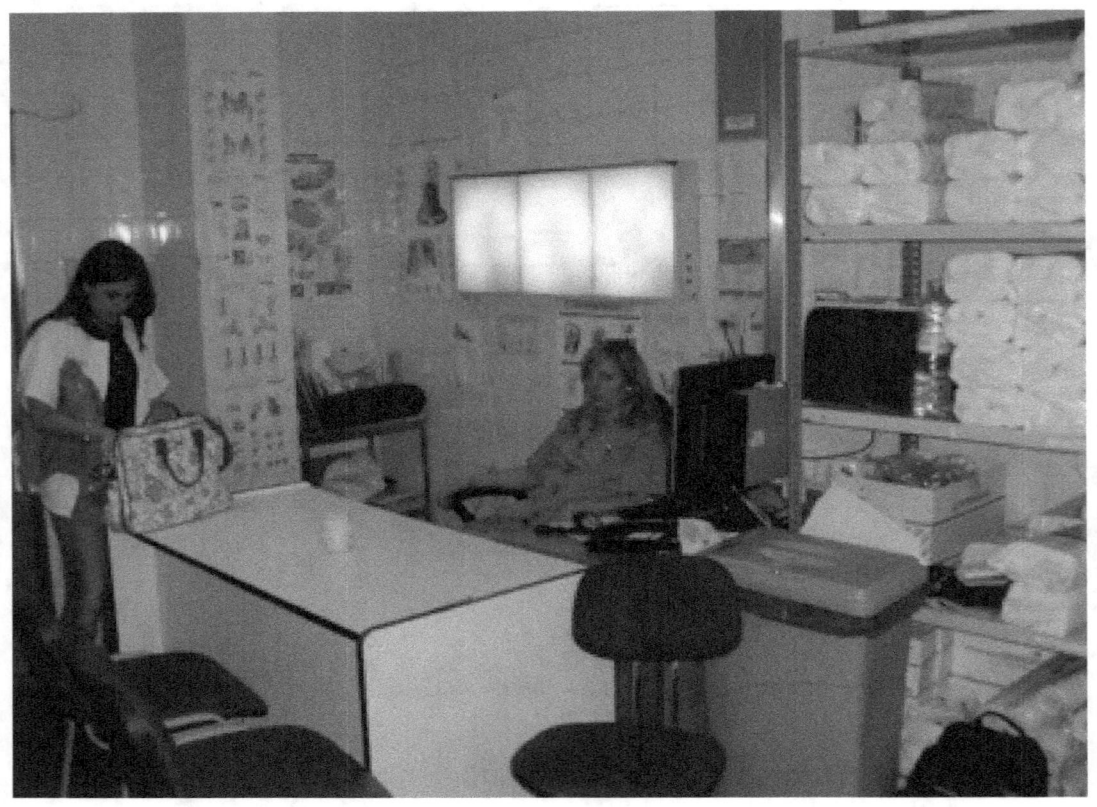

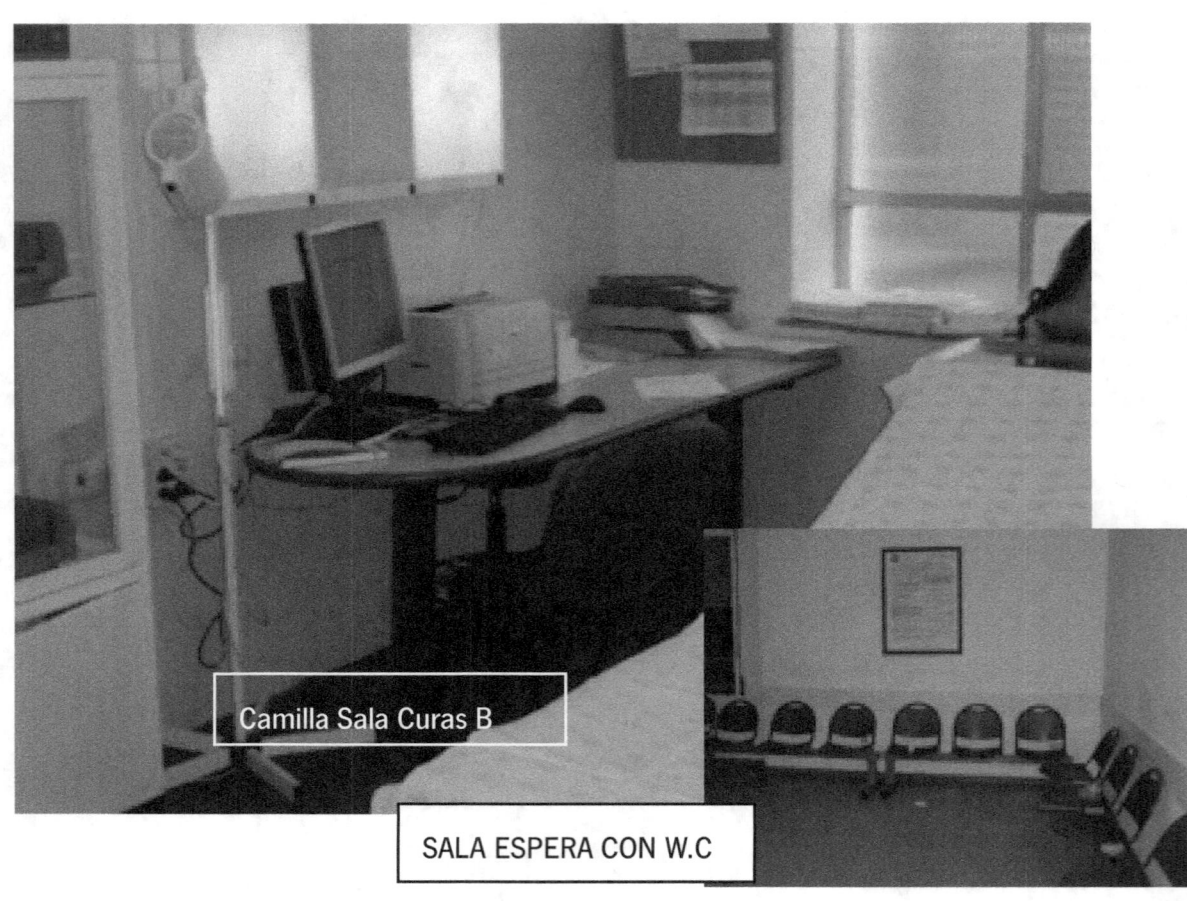

Camilla Sala Curas B

SALA ESPERA CON W.C

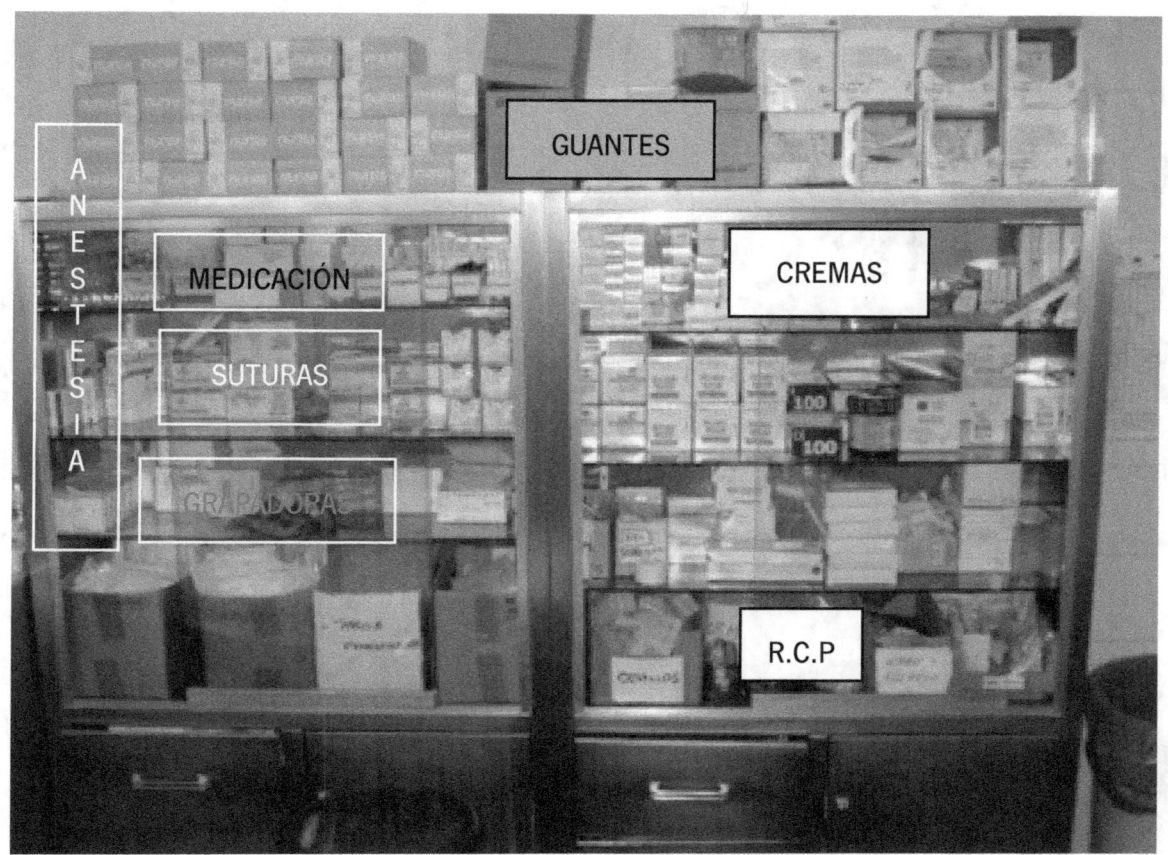

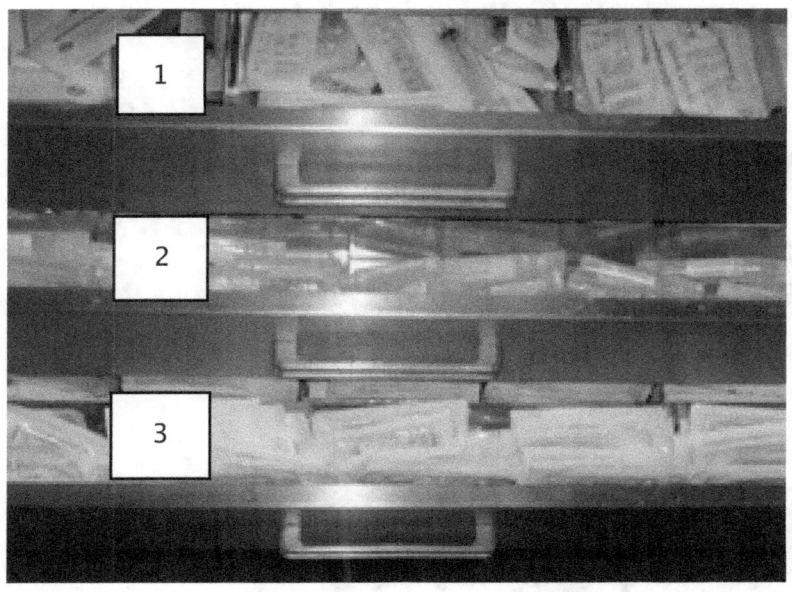

1CAJÓN: JERINGAS

2 CAJÓN : AGUJAS

3 CAJÓN : SUTURAS DE SEDA 1 AL 5

Nº5 Y 4 para la cara,   3 zonas intermedias o que sugieran dudas y 1 y 2 zonas de mucha tensión (cuero cabelludo..).

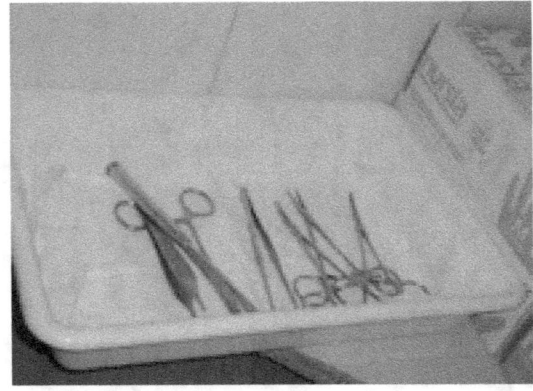

ENJUAGE Y SECADO

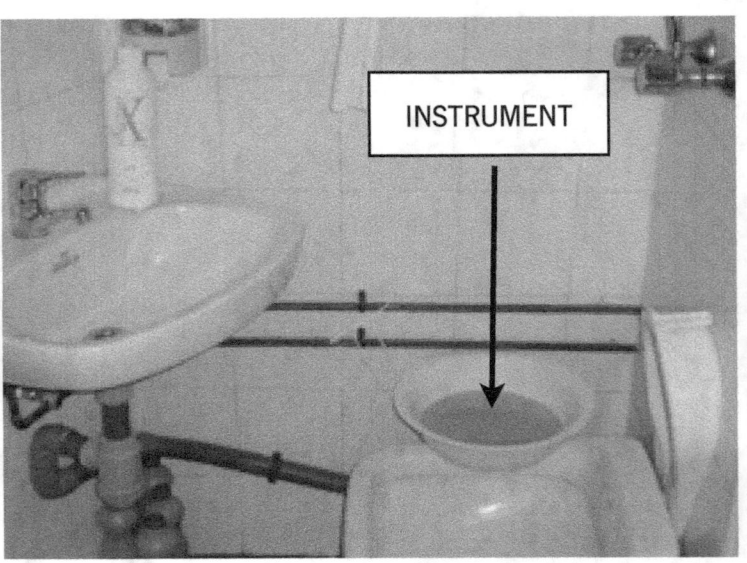

INSTRUMENT

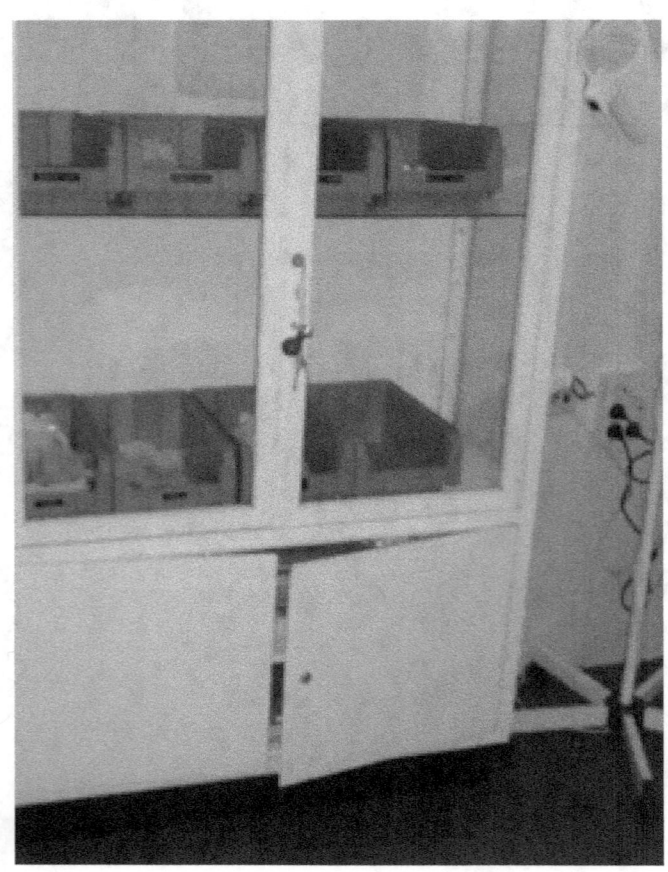

ARMARIO MATERIAL
ESTÉRIL
(rellenar hoja de
control de material)

NEVERA

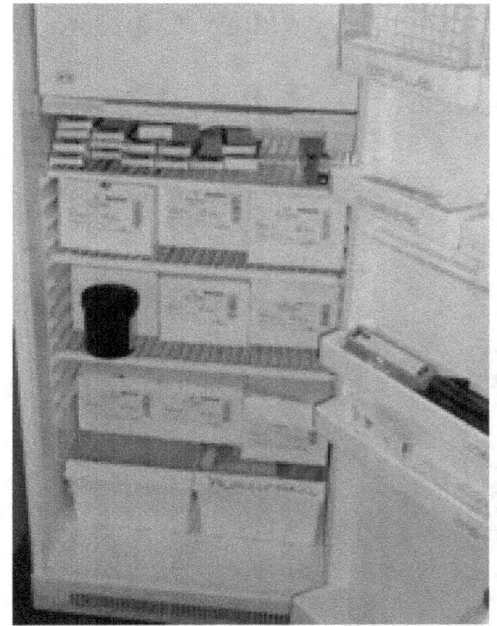

CONTENIDO:
VACUNAS TÉTANOS Y GAMMA
PEGAMENTO PARA SUTURAR
FLAMAZINE(Una vez abierto).

FREGADERO

Técnica de deshidratación de la escayola para una persona, colocar agua fria, sumergir la

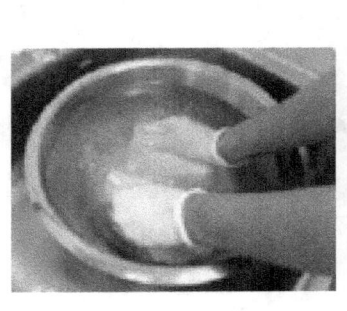 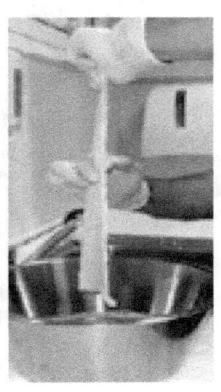 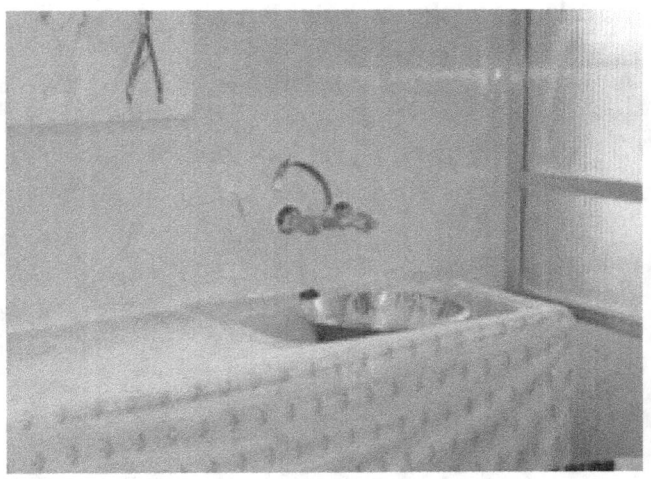

escayola junto con las manos, in soltar, levantar al peso y pasar los dedos ejerciendo fricción por ambas caras.

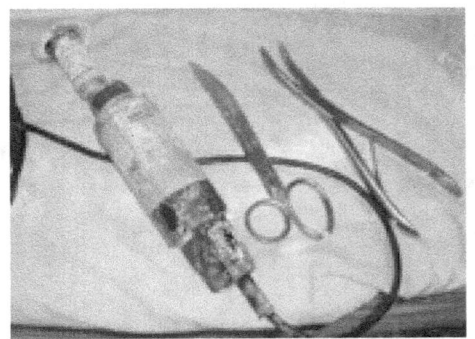

Material extracción/ abertura de escayola
Cortafrios en el despacho del supervisor

TÉCNICAS MÁS USUALES EN LA SALA DE TRAUMATOLOGÍA

VENDAJE EN "8" INMOVILIZADOR DE CLAVÍCULA

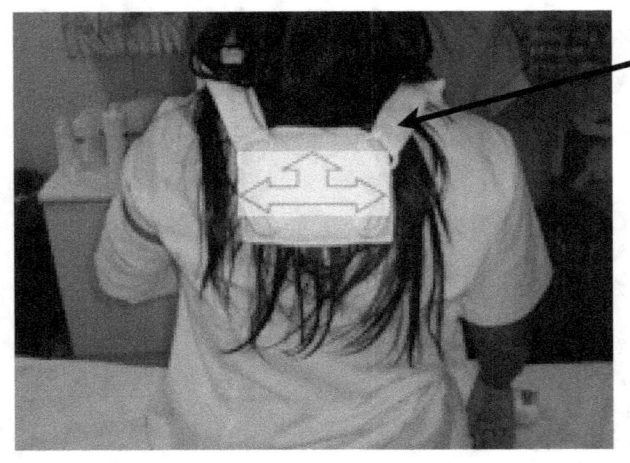

Colocar primero las estriberas de la parte de arriba

Colocar seguidamente la estriberas de la zona inferior. Y dar tensión.

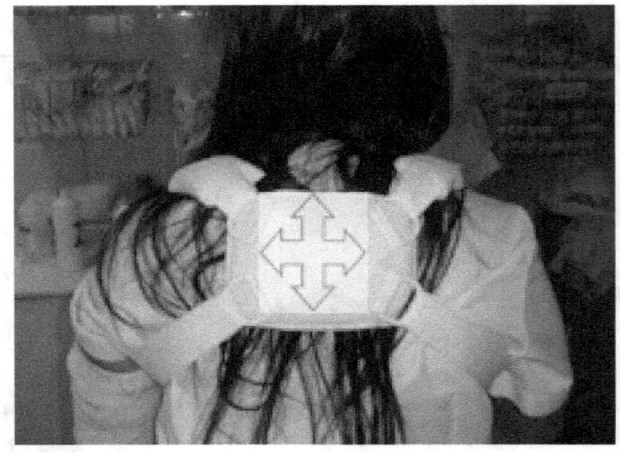

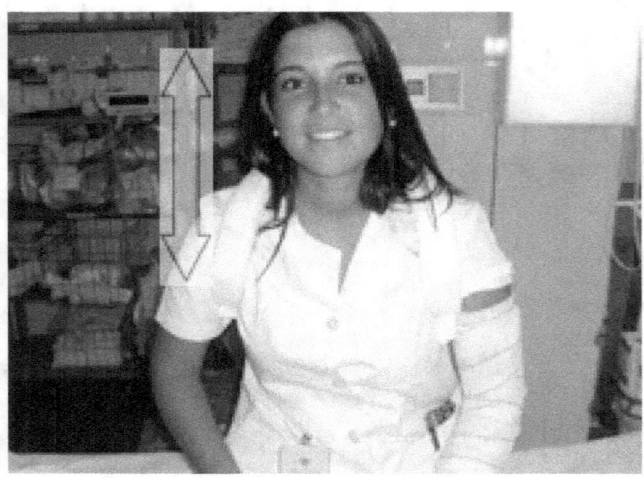

CABESTRILLO O CHARPA

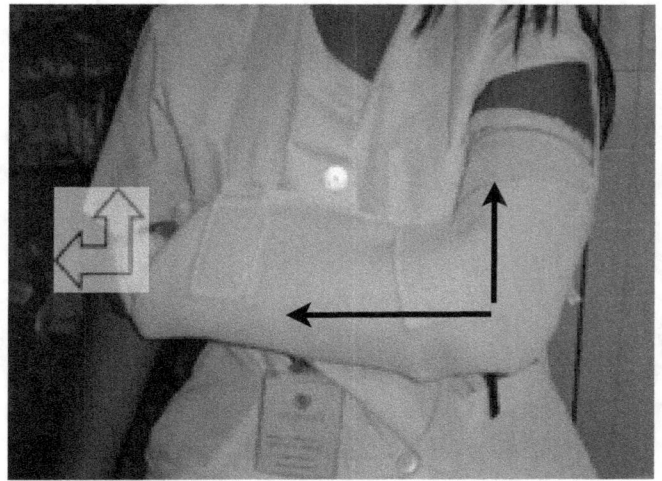

Indicado en traumatismos de hombro.
Importante:
Mantener 90º de flexión codo
Pulgar orientado hacia arriba y palma de la mano hacia dentro.

ANTIROTADOR

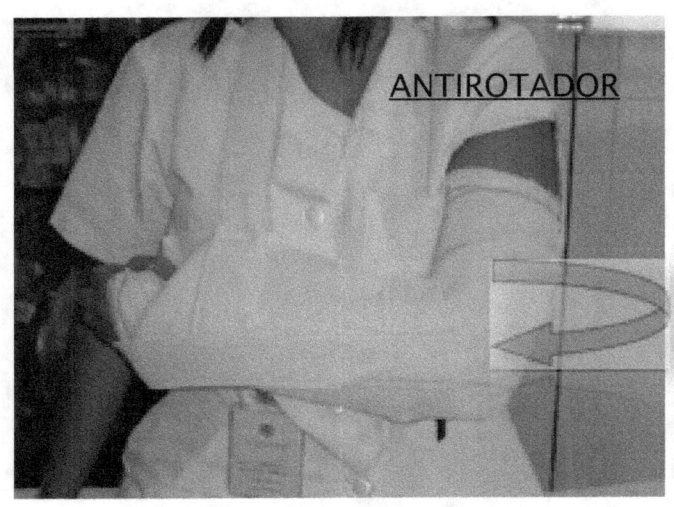

ANTIROTADOR

Tira antirotadora en casos de fractura de cabeza de húmero, impidiendo todo movimiento.

FÉRULAS DIGITALES

Posición recta

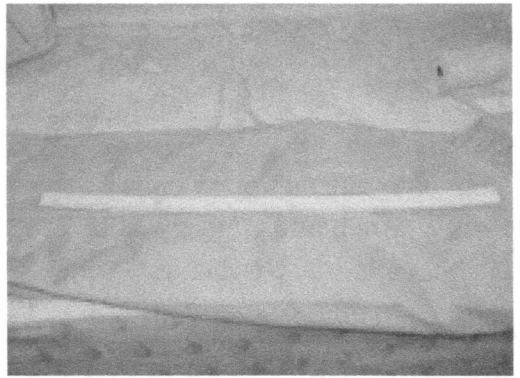

Dar forma anatómica a la férula

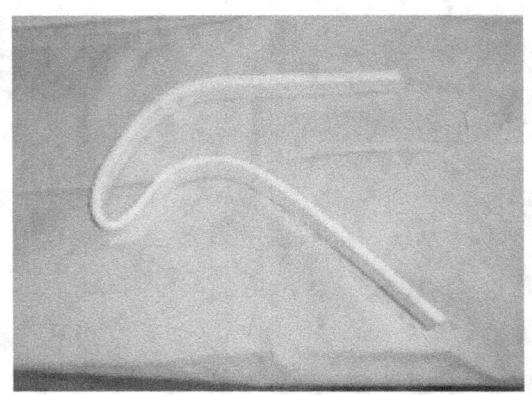

Almohadillado digital.
Antes de la colocación de la
férula.

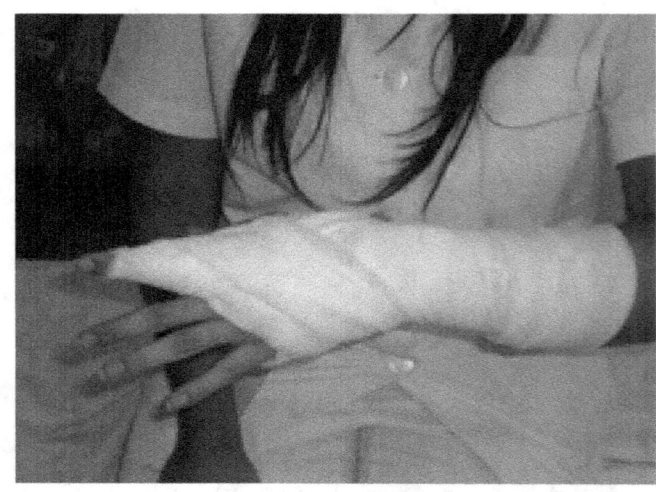

Fijación

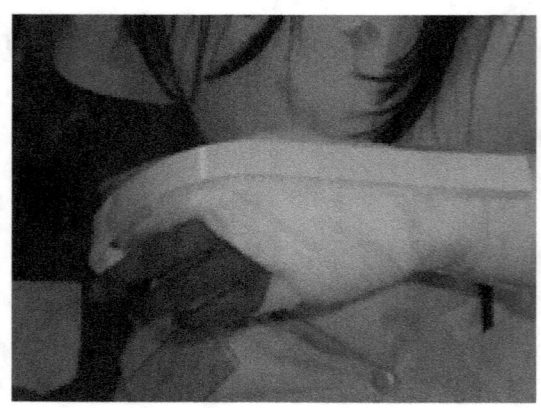

Refuerzo venda crepé

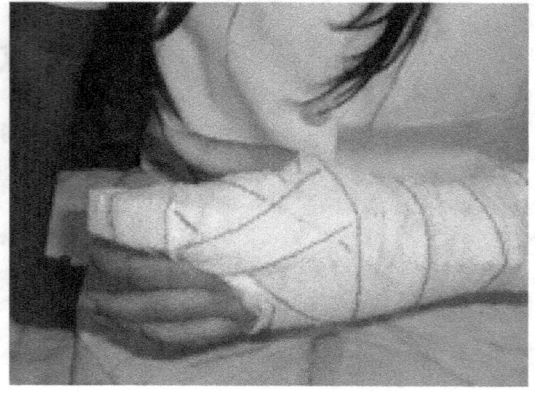

Dejar visible uña del dedo afectado, para su vigilancia, vendaje hasta cabeza de metacarpos.
Posición anatómica, solamente irán rectas las férulas cuando hubiera lesión tendinosa.

FÉRULA BRAQUIAL

Indicada en traumatismos con afectación en codo.
Colocar (1) algodón desde la cabeza de los metas hasta tercio superior del húmero, seguidamente vendaje de papel (2).

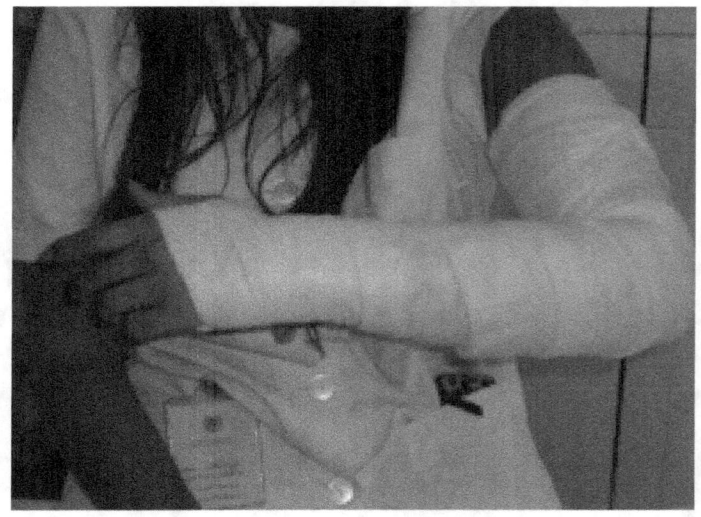

Posición 90º flexión codo y pulgar hacia dentro y hacia arriba.

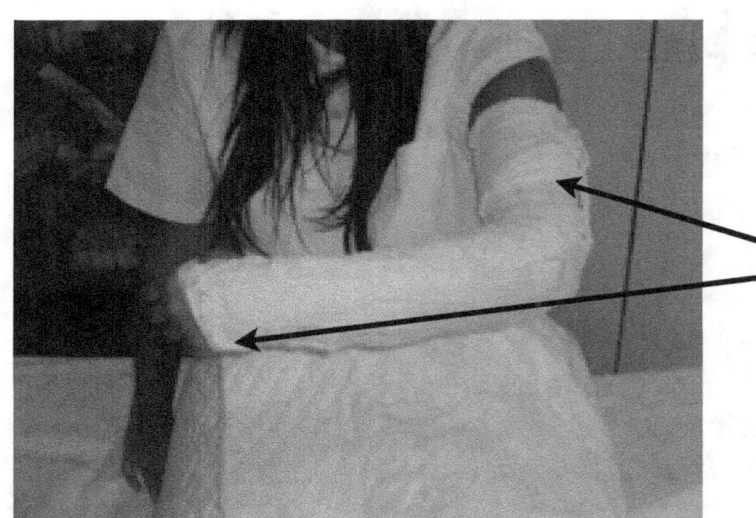

Medir la escayola (> 10) vueltas.

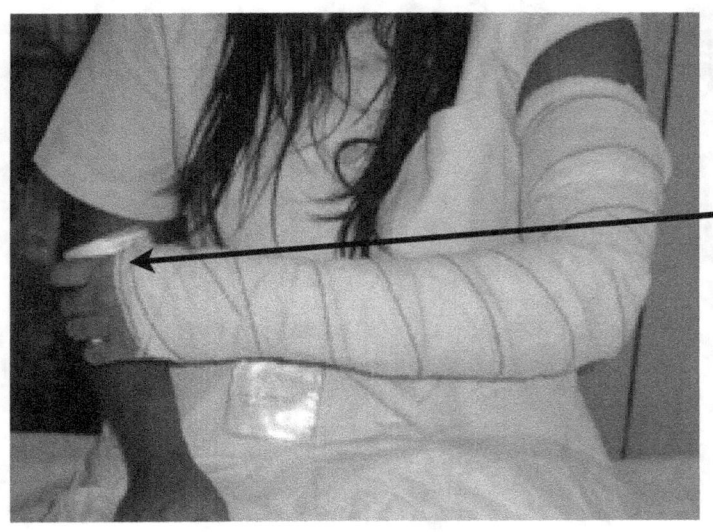

Posición funcional de la mano (como si cogiese una lata de coca-cola).

FÉRULA ANTEBRAQUIAL

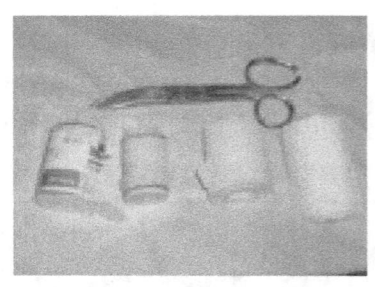

Indicada en traumas de muñeca.

Algodón, papel y crepe.

En desuso la venda de gasa orillada por factor de compresión.

Dejar libre el pulgar y cabeza de metas.

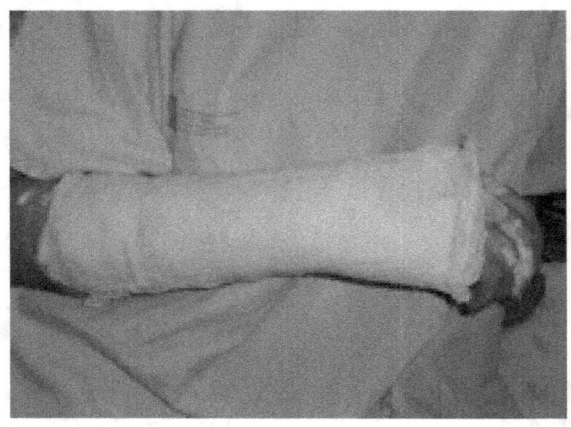
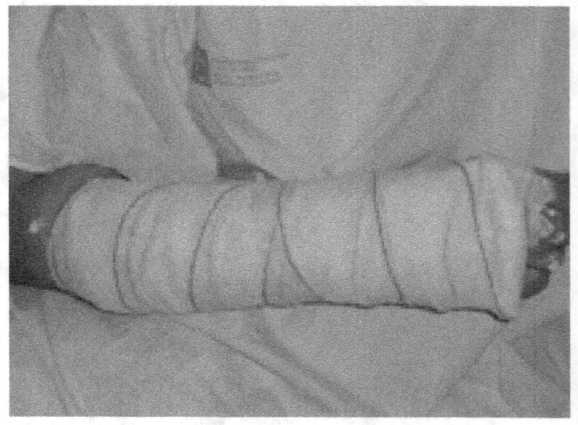

Dejar la escayola a la altura de los metacarpos.

Férula dorsal incluyendo primer dedo. (escafoide)

Se realiza igual que una férula posterior a la que añadimos una prolongación para el primer dedo. La articulación de la muñeca debe permanecer en flexión dorsal (30º) y el primer dedo en oposición con las articulaciones interfalángicas en ligera flexión.

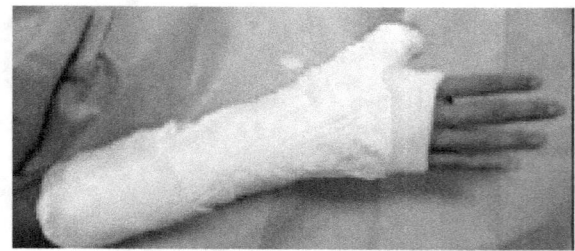
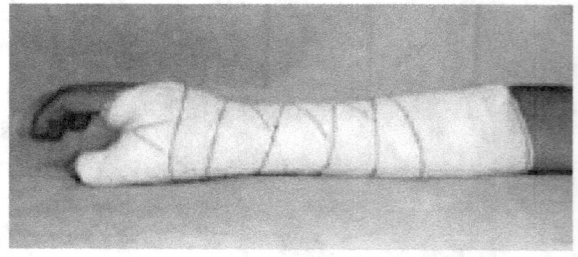

Envolver el primer dedo.   Dejar libertad de los demás dedos.

Férula con extensión cuarto y quinto dedo.

Se confecciona igual que una férula posterior (antero-braquial). Discurre por la cara cubital del brazo. Debemos medir desde las falanges distales hasta dos dedos por debajo de la articulación del codo. Puede ser necesario recortarla para permitir el movimiento de los dedos no incluidos en la inmovilización. La articulación de la muñeca debe permanecer en flexión dorsal (30º), la articulación MCF en flexión (45º) y las articulaciones interfalángicas en ligera flexión.

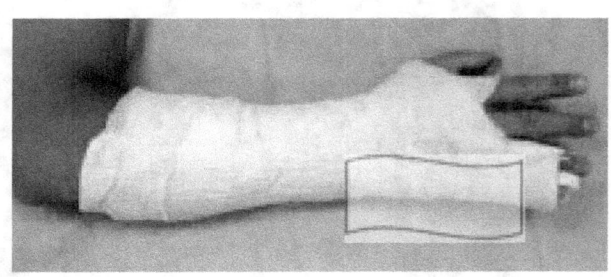

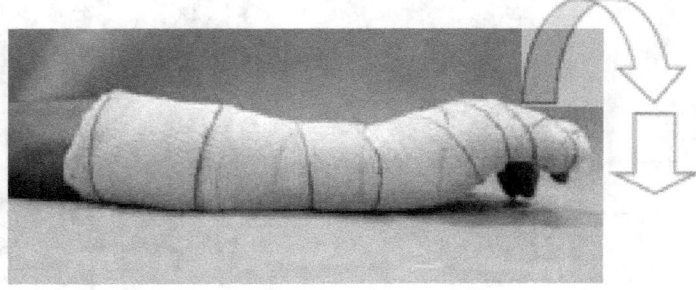

Hacemos una "L" con la escayola

Traccionar 4º y 5º dedo flexionando hacia arriba la cabeza del meta y la falange distal hacia abajo.

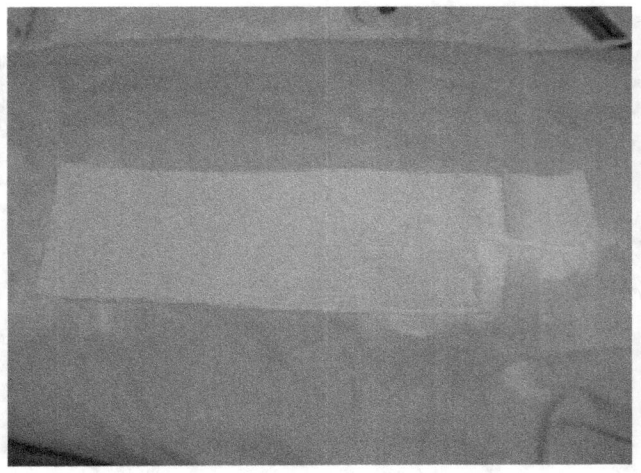

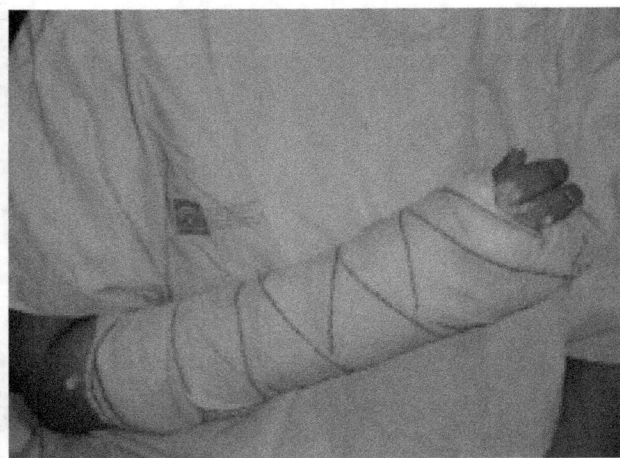

FÉRULA POSTERIOR(MIEMBRO INFERIOR)

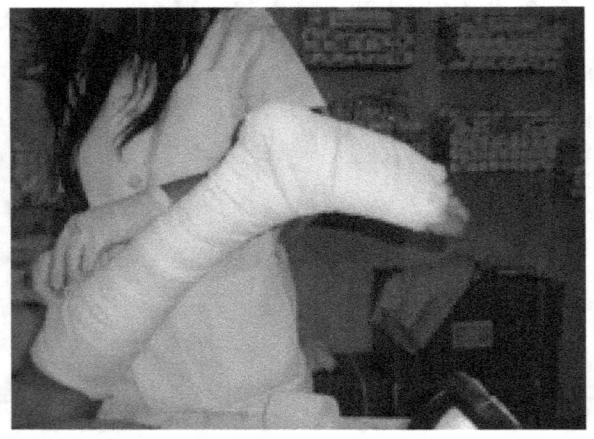

(1) Vendaje algodonado hasta 3-4 dedos
por debajo zona poplítea.
(2) Vendaje con papel.

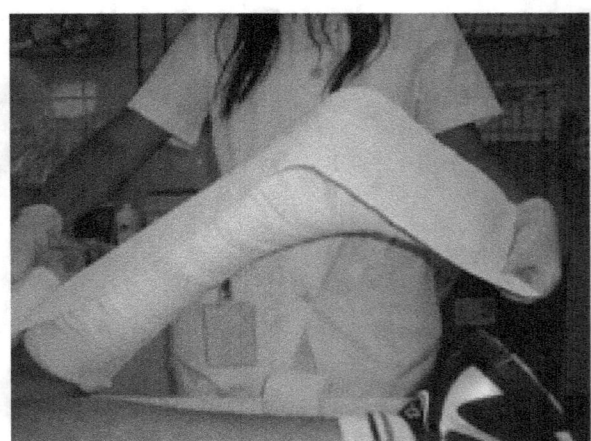

Medir la escayola desde la punta de los dedos
hasta zona poplítea y darle 40 cms más para
hacer luego una buena plantilla.

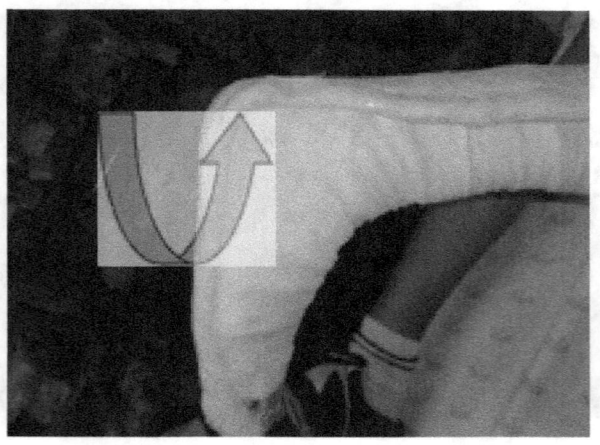

Importante: Redondear los bordes de la escayola y anatomizar con las manos 90º.

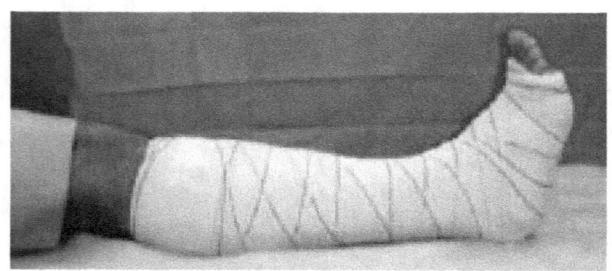

Terminar venda crepé en espiral o
circular; venda de gasas en desuso por
riesgo de comprimir.

FÉRULA INGUINOPÉDICA

Férula isquiopédica: También conocida como inguinopédica. Es una férula larga de pierna, desde las cabezas de los metatarsianos hasta la ingle. La rodilla se flexiona ligeramente (15º) a excepción de las lesiones de rótula, en las que se mantiene habitualmente en extensión completa. El tobillo al igual que en la férula posterior debe permanecer en flexión (90º).

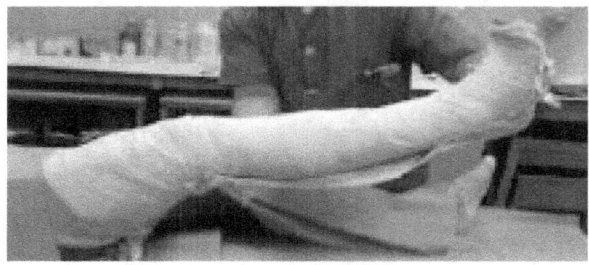

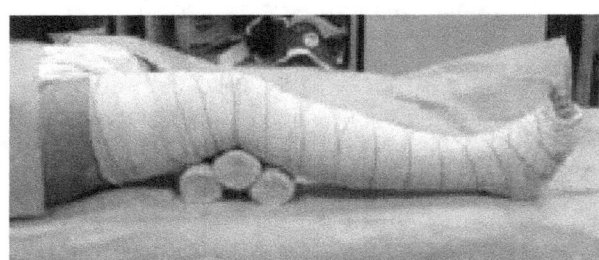

RECOMENDACIONES AL ALTA QUEMADURAS

Recomendaciones generales:

- Si la quemadura afecta a una extremidad, mantener en alto, no colocar anillos,relojes,pulseras o esmalte de uñas hasta curación.
- Si hay dolor tomar la analgesia según lo indicado.
- Mantener la máxima limpieza posible.
- Si la lesión cambia de aspecto (supura,..) o fiebre, acudir al médico de cabecera.
- Vacunación antitetánica.
- Mantener buena hidratación oral y de la piel.
- Evitar el sol en la zona afectada.

Observaciones:

....
....
....
....
....
....
....

Recomendaciones en quemaduras superficiales:

- Retirar la crema de cura anterior.
- Hidratar con suero fisiológico y secar suavemente.
- Aplicar crema o pomada según indicación.
- Si apareciesen ampollas (bolsitas de líquido) acudir a su Centro de Salud para su retirada (desbridamiento).
- Se recomienda aplicar proteción total una vez esté la piel sana.

Recuerde:

Si tiene alguna duda consulte siempre a u miembro del equipo médico o enfermeros de su Centro de Salud de referencia.

En caso de volver a Urgencias, le rogamos traiga su informe de asistencia.

Las quemaduras superficiales curan en 7-10 días, pudiendo quedar la zona enrojecida durante otros 10 días.

RECOMENDACIONES AL ALTA HERIDAS

VACUNACIÓN

CUIDADOS:

- Mantener la herida limpia.
- Cura diaria con antiséptico o según la indicación del médico o de la enfermera.
- No mojar la herida hasta la retirada de la sutura.
- Retirar los puntos entre 4-10 días, según indicación del médico o enfermera.

SÍNTOMAS POR LOS QUE SE DEBE CONSULTAR:

- Enrojecimiento de la zona.
- Dolor.
- Inflamación local.
- Fiebre.

Nombre:...

Vacunación antitetánica/antidiftérica (Td)

☐ 1ª dosis:....................Lote:......................
      (fecha)
☐ 2ª dosis:....................Al mes de la 1ª dosis
      (fecha)
☐ 3ª dosis:....................Entre 6 meses y 1 año
      (fecha)   de la 1ª dosis.

Inmunoglobulina antitetánica (IGT)

☐ Dosis única:.................Lote:......................
      (fecha)

Si tras la vacunación usted observa reacción local en la zona de punción (inflamación, enrojecimiento o dolor), se recomienda aplicar paños de calor seco en la zona.

Observaciones:

....
....
....
....
....
....
....

RECUERDE: Si tiene alguna duda consulte siempre a un iembro del equipo de médicos o enfermeros de su Centro de Salud de referencia.

RECOMENDACIONES AL AL ALTA ESCAYOLA Y VENDAJES

CUIDADOS:

- No apoyar el miembro afectado.
- Mantener la extremidad elevada durante los 3-4 primeros días para evitar la inflamación.
- Mover los dedos con frecuencia.
- Mover las articulaciones no inmovilizadas.
- No recortar las escayola o el vendaje.
- No introducir agujas o instrumentos finos para rascarse.

Observaciones:

....
....
....
....
....
....
....
....

SÍNTOMAS POR LOS QUE DEBE CONSULTAR:

- Inflamación.
- Dolor.
- Hormigueo.
- Color azulado o amoratado de los dedos e imposibilidad para moverlos.

RECUERDE:

Si tiene alguna duda consulta a un miembro del equipo médico o enfermero de su Centro de Salud de referencia.

En caso de que tenga que volver al Servicio de Urgencias para cualquier consulta, le rogamos traigan el informe de asistencia y/o radiografías que se les entregó al alta.

RECOMENDACIONES AL ALTA EN TRAUMATISMOS CRANEALES

CUIDADOS:

- Valoración frecuente por la familia del nivel de consciencia (si abre los ojos espontáneamente, si cumple órdenes dadas, si responde de forma orientada a lo que se pregunta).
- Observar si las pupilas de los ojos son iguales.
- Hacer reposo relativo.
- En caso de herida, seguir las recomendaciones dadas por su médico o enfermero al respecto.

Observaciones:

....
....
....
....
....
....
....

SÍNTOMAS POR LOS QUE DEBE CONSULTAR:

- Dolor de cabeza que no cede con analgésicos .
- Vómitos o naúseas continuados.
- Mareos.
- Convulsiones.
- Cambios de personalidad o conducta.
- Si está desorientado, confuso, no conoce a los familiares próximos o no sabe dónde está.
- Alteración del equilibrio o de forma de andar.
- Alteraciones de la visión.
- Alteraciones en la forma de hablar,...
- Tendencia la sueño por encima de lo habitual.
- Salida de sangre o líquido claro por los orificios nasales o por los oídos.

RECUERDE:

Si tiene alguna duda consulte siemore a un miembro del equipo de médicos o enfermeros de su Centro de Salud.

En caso de que tenga que volver al Servicio de Urgencias para cualquier consulta, le rogamos traigan el informe de asistencia y/o radigrafías que se les entregó al alta.

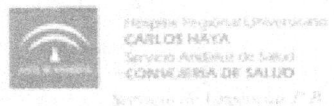
Hospital Regional Universitario
CARLOS HAYA
Servicio Andaluz de Salud
CONSEJERIA DE SALUD
Servicio de Urgencias P.B.

INSTRUMENTAL SALA DE CURAS.

HOJA DE CONTROL

FECHA:_____

	STOCK	MAÑANA
TIJERAS	2	
MOSQUITOS RECTOS	8	
MOSQUITOS CURVOS	8	
DISECCIÓN C / DIENTES	8	
DISECCIÓN S / DIENTES	8	
KOCHER	8	
ADSON	10	
PORTA AGUJAS	8	

(1) EN DESPACHO DE ENFERMERÍA EXISTE UNA RESERVA PARA CASO DE
NECESIDAD EN ARMARIO DE REPOSICIÓN.
PEDIR A SUPERVISOR DE TURNO.

INCIDENCIAS

....
....
....
....
....
....

CLASIFICACIÓN DE LAS HERIDAS

- SEGÚN TIEMPO DE EVOLUCIÓN :

- LIMPIAS : Toda herida no infectada, < 6 horas de evolución (regones específicas cara <12 horas.
- SUCIAS : Herida contaminada, < 6-12 horas.

Heridas no suturables

- Mordeduras de animales.
- Efectuadas por arma blanca.
- Quemaduras.
- Ulceras.
- Sospecha de cuerpo extraño.
- Heridas > 12 horas.

Heridas no suturables

- Limpieza exaustiva
- Técnica "friedrich".
- Aproximación de los bordes

Procedimiento ante una herida en manos:
- Antes de anestesiar.
- Movilización pasiva /activa (flexión-extensión, abducción-pronación).
- Valorar sensibilidad (con punta de aguja).
- Pérdida de sustancia.

Procedimiento ante una herida:
- Desinfección para anestesiar.
- Limpieza a fondo , utilización cepillo quirúrgico.
- Preparación del campo de trabajo (material, postura y luz).
- Exploración tendinosa.

CIRCUITO DOCENTE.

El circuito docente dió comienzo en el Servicio de Urgencias en el verano de 1992, dando respuesta a la necesidad de formación a los enfermer@s de nueva incorporación, así com o, al reciclaje y puesta al día de la plantilla habitual.

Para el adecuado desarrollo en nuestro trabajo es necesario tener unos conocimientos específicos, realizar unas técnicas concretas y comportarnos de una manera determinada. En definitiva tener unas determinadas competencias para desempeñar nuestro trabajo.

El Servicio de Urgencias tiene un Mapa de competencias, en el cual el profesional se puede encontrar en uno de los tres niveles (Avanzado, Óptimo o Excelente).

MAPA DE COMPETENCIAS ENFERMERO/A		Carlos Haya	
Perfil de Cuidados Críticos y Urgencias			
Requisito: Diplomado/a en Enfermería			
CONOCIMIENTOS	INICIO	MADUREZ Experto	OPTIMO Excelente
C-0008 Plan de Innovación (valores, cultura) y Cartera de Servicios hospitalarios	I	I	I
C-0609 Plan de Emergencias Carlos Haya	I	I	I
C-0181 Derechos y deberes de los usuarios	I	I	I
C-0085 Formación básica en prevención de riesgos laborales	I	I	I
C-0354 Recepción, Acogida y Clasificación de Enfermos en Urgencias	D	I	I
C-0355 Cuidados en los principales procesos criticos-urgentes (Dolor toracico, Politraumatismos, Disnea, Violencia familiar)	I	I	I
C-0356 Manejo seguro de monitorización y aparataje	I	I	I
C-0357 Conocimientos de ECG básica	I	I	I
C-0358 Traslado de Enfermos criticos	D	I	I
C-0077 Soporte vital avanzado	I	I	I
C-0161 Organización y Legislación Sanitaria	I	I	I
C-0171 Promoción de la Salud (educación para la salud, consejos sanitarios)	I	I	I
C-0650 Metodologia de cuidados (*Procedimientos, protocolos, guias de practica clinica, mapas de cuidados, planificación de alta y continuidad de cuidados*)	I	I	I
C-0069 Metodología en gestión de procesos (flujogramas. Guias practica clinica, Mapa de cuidados, Gestión de casos..)	D	I	I
C-0173 Conocimientos Básicos de Calidad (*Indicadores, estándares, acreditación,Guias de práctica clínica, *)	D	I	I
C-0658 Metodología de la investigación nivel básico (Búsquedas bibliograficas, Bases documentales, EBE..)	D	D	I
C-0179 Conocimientos Básicos en gestión de recursos	D	I	I
C-0174 Bioética	D	D	I
C-0613 Conocimiento informatica nivel 1	D	I	I
C-0082 Inglés, nivel básico	D	D	I
C-0659 Tecnologias para la información y las comunicaciones (SIRHIUS, Geronte,..)	D	D	I
C-0060 Dirección de Equipos de trabajo. Gestión de personas. Liderazgo	D	D	I

HABILIDADES		INICIO	MADUREZ Experto	OPTIMO Excelente
H-0226	Principales intervenciones en Urgencias (canalizaciones, sondajes, vendajes...)	I	I	I
H-0227	Manejo de tecnologias/técnicas especiales	D	I	I
H-0225	Gestion de camas	D	I	I
H-0089	Individualización de cuidados	I	I	I
H-0023	Capacidad para tomar de decisiones.	I	I	I
H-0022	Resolución de problemas	I	I	I
H-0024	Capacidad de Relación interpersonal (asertividad, empatia, sensibilidad interpersonal, capacidad de constuir relaciones)	I	I	I
H-0059	Capacidad de trabajo en equipo	I	I	I
H-0005	Capacidad de Análisis y síntesis	I	I	I
H-0411	Correcto manejo informatica nivel 1	D	I	I
H-0031	Gestión del tiempo	I	I	I
H-0083	Capacidad de promover y adptarse al cambio	I	I	I
H-0026	Capacidad para delegar	I	I	I
H-0019	Adecuada utilización de los recursos disponibles	I	I	I
H-0055	Capacidad docente	D	D	I
H-0094	Visión continuada e integral de los procesos	D	D	I
H-0080	Aplicación de técnicas básicas de investigación	D	I	I
H-0078	Afrontamiento del stress	D	I	
H-0009	Capacidad de asumir riesgos y vivir en entornos de incertidumbre	D	D	I
H-0010	Capacidad de ilusionar, incorporar adeptos y estimular el compromiso, Capacidad de motivar	D	D	I
H-0272	Técnicas de comunicación, presentación y exposición audiovisual	D	D	I
H-0021	Habilidad negociadora y diplomática	D	D	I
H-0032	Comunicación oral y escrita	I	I	I

ACTITUDES		INICIO	MADUREZ Experto	OPTIMO Excelente
A-0001	Actitud de aprendizaje y mejora continua	I	I	I
A-0027	Orietación al cliente (el ciudano como centro,) respeto de los derechos de los pacientes.	I	I	I
A-0049	Respeto y valoración del trabajo de los demás, sensibilidad a las necesidades de los demás, disponibilidad y accebilidad)	I	I	I
A-0040	Orientación a resultados	I	I	I
A-0050	Responsabilidad	I	I	I
A-0046	Flexible, adaptable al cambio, accesible,	I	I	I
A-0018	Honestidad , sinceridad	I	I	I
A-0041	Capacidad de asumir compromisos	I	I	I
A-0026	Positivo	I	I	I
A-0051	Sensatez	I	I	I
A-0043	Discreción	I	I	I
A-0044	Autocontrol, autoestima, autoimagen	D	D	I
A-0007	Creatividad	D	D	I
A-0045	Colaborador, cooperador	I	I	I
A-0009	dialogante, negociador	D	I	I
A-0038	Resolutivo	I	I	I
A-0047	Generar valor añadido a su trabajo	D	I	I
A-0024	Juicio critico	I	I	I
A-0052	Visión de futuro	I	I	I

I: Imprescindible.

D: Deseable.

Mediante el Circuito Docente se ayuda al profesional a alcanzar las competencias específicas de la Unidad.

El objetivo general del Circuito Docente es la mejora continua de la Calidad Asistencial a través de la formación.

OBJETIVOS ESPECÍFICOS

1. Adaptar el puesto de trabajo a las cualidades y/o habilidades del profesional.

2. Facilitar la incorporación del personal a la dinámica de trabajo de la Unidad.

3. Creación de la figura docente y discente, de forma que todo discente tenga un docente dentro de su turno de trabajo, al que pueda recurrir en caso de dudas.

4. Seguimiento del personal que está en el circuito.

METODOLOGÍA

1. Creación del Grupo del personal docente del Circuito, coordinado por un Supervisor responsable del Circuito Docente. (Este grupo se forma por el personal que de forma voluntaria se han prestado a formar parte y personas que por su perfil y/o experiencia en el circuito se le ha pedido que participen).

2. Realización de una "Encuesta- Ficha ".

3. Introducción de datos en ficha personal (Mapa de Competencias) en un futuro.

4. Fijación de Objetivos. En base a datos que se hayan sacado de la entrevista se diseñará el circuito que el enfermer@ o A/E deberán seguir, a fin de completar su etapa de formación básica en la Unidad.

5. Establecimiento de tiempos teóricos de cada etapa. Estos tiempos variarán dependiendo de las habilidades y aptitudes de cada persona.

6. Valoración por parte del personal y de Supervisores, del personal discente.

ETAPAS DEL CIRCUITO DOCENTE.

ETAPA 1ª: POLICLÍNICA

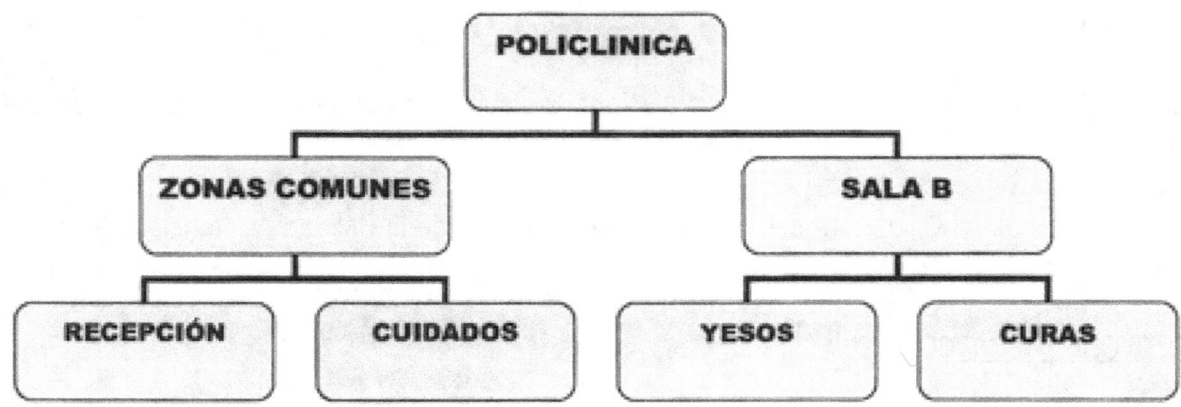

ETAPA 2ª: OBSERVACIÓN II

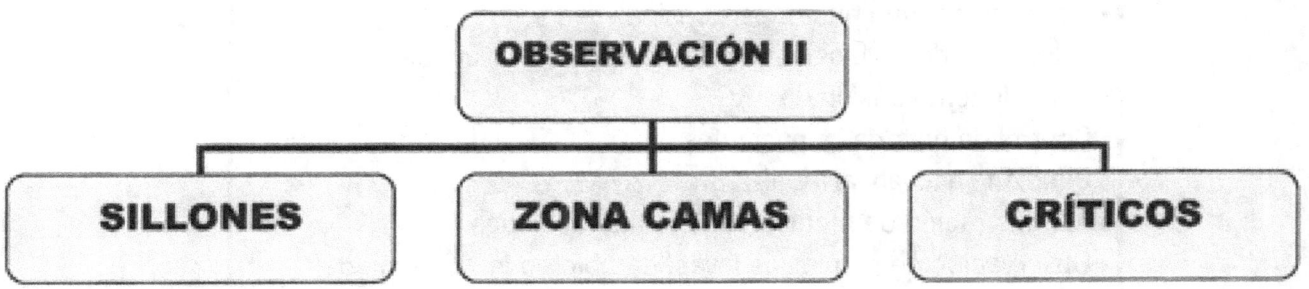

ETAPA 3ª: OBSERVACIÓN I

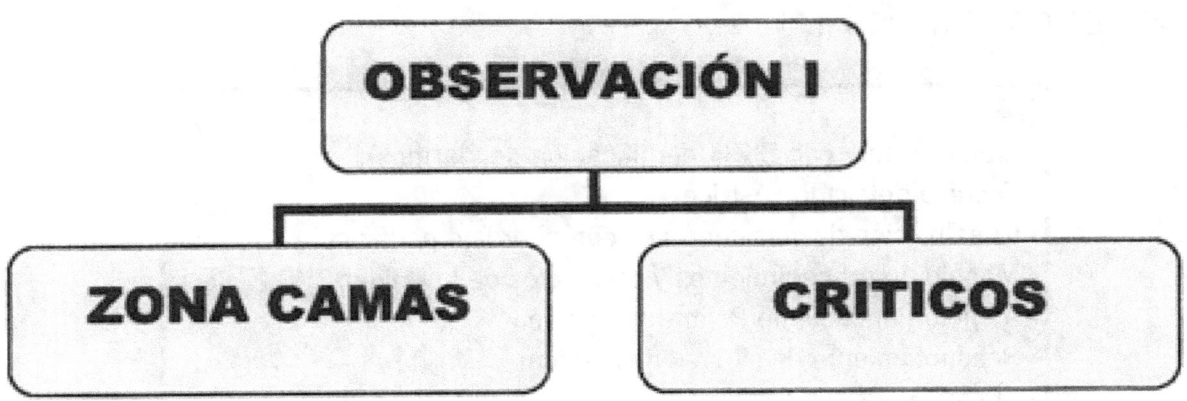

En cada etapa se marca una serie de conocimientos, habilidades y aptitudes para que la etapa sea superada.

ENFERMEROS

ETAPA DE POLICLÍNICA

- Saber hacer una anamnesis básica.
- Valoración de patologías. Identificación de gravedades.
- Conocimiento básico de EKG.
- Control de historias y pacientes.
- Punción venosa y arterial.
- Adminstración de medicamentos. Interacciones.
- Observación de patologías leves(cambio en la situación del paciente.
- Preparación y/o colocación de SNG, vesicales y otras técnicas.
- Tratamiento de heridas.
- Vendajes e inmovilizaciones con o sin yeso.

ETAPA DE OBSERVACIÓN II

CAMAS:
- Monitorización de EKG(Identificación de alarmas).
- Técnica delavado gástrico.
- Canalización de vias centrales con abordaje periférico.
- Manejo de procedimientos y protocolos de la Unidad.
- Atención al paciente Politraumatizado.
- Reconocimiento de situaciones críticas.
- Atención al paciente crítico.
- Conocimiento y actuación en la RCP y manejo del carro de parada.

SILLONES:
- Canalización de vías periféricas.
- Observación, tratamiento y cuidados de pacientes con patología respiratoria, anemias, TCE leves, etc.
- Manejo de gráficas y su correcta cumplimentación.
- Manejo GPC.
- Ayuda a la atención primaria del paciente crítico.

ETAPA DE OBSERVACIÓN I

> • Atención al paciente crítico.
> • Dominio de técnicas avanzadas y protocolos en la RCP avanzada.
> • Manejo y actualización en respiradores, bombas de infusión, marcapasos transcutáneos, etc.
> • Identificación de alteraciones electrocardiográficas.

Los pasos por las diferentes etapas, los hará el Supervisor responsable del Circuito Docente en función de los informes emitidos por el personal docente y el resto de Supervisores del Bloque de Críticos. En general, el paso por las diferentes etapas se hará en orden creciente de dificultad.

Una vez superadas todas las etapas, se le informará que ha finalizado su rotación por el Circuito y que a partir de esa fecha, desarrollará su trabajo en cualquiera de los puestos existentes.

Dentro de las actividades del circuito docente se encuentran:

• Cursos dirigidos a los profesionales de nueva incorporación.

• Talleres de formación.

Dependiendo del número de personas que estén en el circuito se hará más fácil o difícil la planificación del circuito. en verano esta dificultad aumenta considerablemente debido al volumen de contratación que tenemos.

Otros años se ha utilizado el programa informático NP- asignación de puesto. En la actualidad este programa no se utiliza en la Unidad por lo que sería necesario el diseño de uno, en el cual, entre otros datos encontrásemos:

• Ficha con la información según el Anexo I.

• Activando un Icono (Circuito Docente) apareciesen todas las personas que en ese momento tuviesen activada esa modalidad, pinchando en cada una de ellas accediesemos a su ficha.

• Saber en todo momento qué personas están en cada una de las etapas.

Mientras tanto es necesario recoger toda esta información en soporte papel.

ASIGNACIÓN DE LOS PUESTOS DE TRABAJO.

El control y asignación de los diferentes puestos de trabajo, llamada también hoja de firmas, lleva implícita el reparto de los pacientes a tratar por el personal en cada turno de trabajo.

El supervisor del turno "Z" del día anterior, deja colocada la hoja d control de puestos junto al tablón de anuncios del pasillo de las Observaciones para que el esté disponible a primera hora de la mañana, cuando llegue el personal de dicho turno de trabajo.

Existe un sistema de rotación, en función al turno de Urgencias, donde cada trabajador sabe exactamente el puesto que le corresponde para poder desarrollar su labor asistencial. Es un sistema de rotación para que todo el personal pase por los distintos puestos de trabajo en el mismo número de ocasiones a lo largo del desarrollo de dicho turno.

CLAVES DE LOS PUESTOS DE TRABAJO EN URGENCIAS

Junto a los puestos de trabajo, aparecen unas siglas que corresponden a tareas específicas que tiene asignada cada persona que ocupa el puesto en cuestión.

POLICLÍNICA:

R- Recepción de enfermos.

R-SC II- Recepción, apoyo a la Sala de Curas si precisa.

Mr- Turno de mañana cubriendo el puesto de Recepción.

Tr- Turno de tarde cubriendo el puesto de Recepción.

CE- Cuidados de enfermos.

Tce- turno de tarde cubriendo el puesto de Cuidados de enfermos.

SC-SY- Sala de Curas- Sala de Yesos.

OBSERVACIONES:

0.1- CP-MT- Observación 1. Responsable de la constante disponibilidad del carro de parada y del material del maletín de traslados.

0.1- AI- Observación 1. Responsable de la constante disponibilidad del Área de ingreso.

0.1- ZL- Observación 1. Responsable de la constante disponibilidad de las Zonas Libres (camas, aparataje, etc.)

Para los puestos de Observación 2 son las mismas claves.

En Observación 1 el reparto de pacientes se hace de forma equitativa en función del número de los mismos y de la complejidad de la patología de cada uno. Este reparto se lleva a cabo al inicio del turno entre los tres enfermer@s y lo realizan ellos mismos.

En Observación 2, el sistema de adjudicación de puestos lleva implícita el reparto de pacientes,de la siguiente manera:.

El puesto 0.2 MT-CP se hará cargo de los pacientes ingresados en las camas 42 a la 46.

El puesto 0.2-AI se hará cargo de los pacientes ingresados en las camas 47 a la 51.

El puesto 0.2-ZL se hará cargo de los sillones de la salita y de la cama 52.

En ambas Observaciones, la atención del paciente crítico se hará de manera indiscriminada y en función de la carga de trabajo.

El turno Z1 cubrirá la Observación 1 hasta las 22 h. De 22 a 1 h. cubrirá Recepción de enfermos.

En caso de necesidad para la Unidad, el Supervisor modificará la adjudicación de puestos.

En Cambios de turnos o suplencias, el enfermero que hace el turno cubrirá el puesto del titular.

Una vez pasada la hora de coger el relevo, si alguien llega tarde, puede perder su adjudicación de puesto de trabajo, en beneficio de otro trabajador.

CUMPLIMENTACIÓN GRÁFICA DE ENFERMERÍA.

Objetivo: Representar gráficamente todos aquellos parámetros del paciente, que nos permita conocer en cualquier momento la vigilancia, las medidas terapéuticas y los cuidados prestado al paciente.

Se cumplimentará en el Área de Observación.

Recomendaciones básicas para su cumplimentación:

1. Debe estar cumplimentada de manera objetiva, sin prejuicios, juicios de valor u opiniones personales.

2. Debe ser preciso, completo y fideligno.

3. Las anotaciones deben ser claras y legibles.

4. Usar abreviaturas sólo de uso común y evitar aquellas que puedan entenderse con más de un significado.

5. Debe realizarse de forma simultánea a la asistencia y no dejarla para el final del turno, en la medida de lo posible.

6. Evitar tachaduras.

• **Identificación del paciente, alergias y diagnóstico médico:**

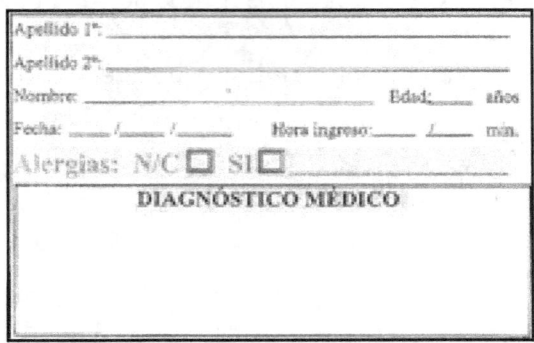

• Valoración enfermera al ingreso:

La valoración enfermera es el primer paso para la planificación de cuidados. Es la recogida de datos objetivos y subjetivos, y su registro es de capital importancia para formular el diagnóstico y planificar la intervención enfermera, así como para asegurar la continuidad de cuidados. Se realizará en base a las necesidades básicas de Virginia Henderson.

VALORACIÓN ENFERMERA AL INGRESO
Respiración / Circulación.
Dificultad para la respiración: En reposo ☐ En esfuerzo☐ TOT☐
Dificultad para la expectoración ☐ Secreciones ☐
P. periférico Si☐ No ☐ Cianosis centr ☐ Periféric ☐ Arrit☐ Edemas☐
Eliminación.
Patrón urinario: Con problemas ☐
Incontinencia: Pañal☐ Colector ☐ Sonda vesical ☐
Patrón intestinal: Extreñi☐ Diarre☐ Laxant☐ Incontin ☐ Rectorrag ☐
Alimentación.
Problemas de deglución☐ Vómitos☐ Hemorragia☐ SNG☐
Higiene.
Piel: Deshidratada ☐ Hemorragias ☐ Hematomas☐ Heridas ☐ UPP ☐
Comunicación y Creencias.
Habla: Clara☐ Confusa☐ Afásica ☐ Incapaz☐ Expresa sentimiento ☐
Nivel de conciencia: Consciente Si ☐ No☐ Orientado ☐ Obnubilado ☐
Reposo / Sueño.
¿Duerme bien? Si ☐ No ☐ Necesita medicación Si ☐ No ☐
Seguridad.
Actitud /ingres: Colaborador☐ Reticente ☐ Negativo ☐ Ansioso☐
Dolor: Localización_____ Leve ☐ Moderado ☐ Fuerte☐

• Constantes vitales:

Se anotarán los siguientes parámetros:

o Presión venosa central: Se puede registrar tanto en cmH$_2$O como en mmHg. En cmH$_2$O va de 7 en 7 y en mmHg va de 5 en 5. Se reflejará con un punto azul.

o Frecuencia respiratoria: Pueden anotarse desde 0 a 50 respiraciones. Va de 5 en 5 respiraciones. Se reflejará con un aspa verde.

o Temperatura: Va de 1 en 1 grado. Se reflejará con un punto rojo.

o Frecuencia cardiaca: Pueden anotarse desde 25 a 250 latidos por minuto. Va de 25 en 25 latidos. Se reflejará con un punto negro.

o Tensión arterial: Pueden anotarse desde 30 hasta 250 mmHg. Va de 25 en 25. Se reflejará con una flecha acabada en dos puntas de color negra. La punta superior: presión sistólica y la inferior: presión diastólica. Si alguna de ellas no estuviese comprendida entre los valores registrados en la gráfica, dejar la flecha abierta y anotar el valor con números al lado.

Registro horario: Comienzo de c/hora con subdivisiones de media hora.

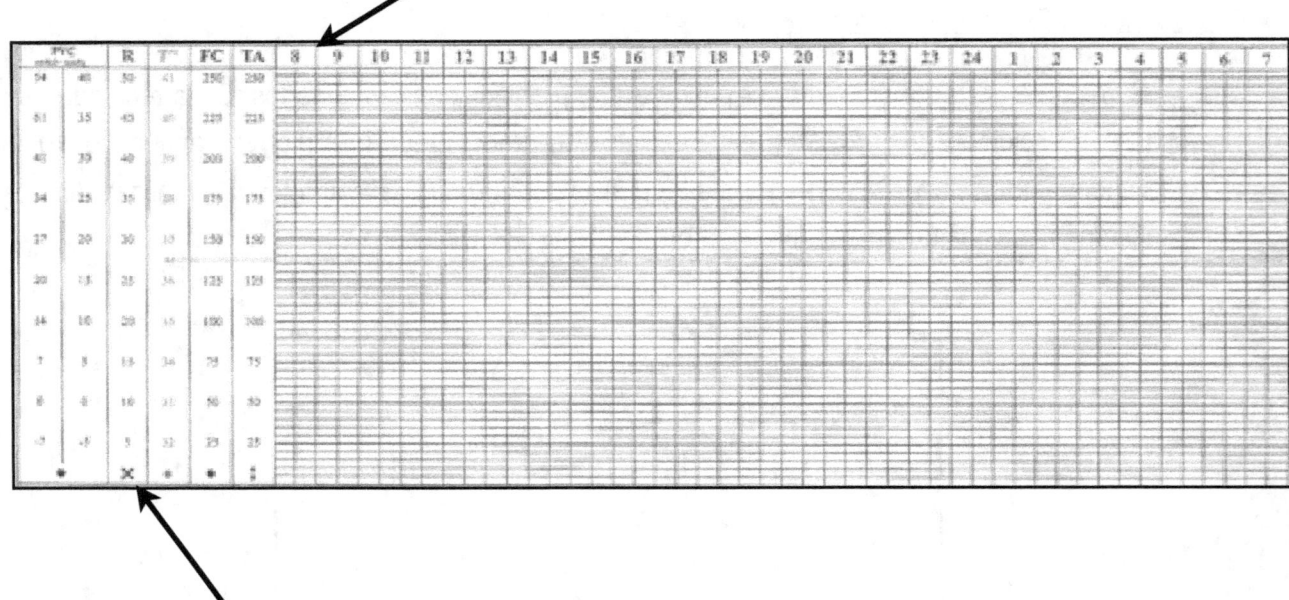

Símbolos de c/parámetro

En situaciones de Reanimación cardiopulmonar, realización de desfibrilación y cardioversión las constantes (SatO₂, FC y TA) se registrarán en la siguiente gráfica:

En la parte inferior se anotará la realización o no de ellas, la hora de comienzo y la duración.

- **Medicación:**

Se anotarán los nombres de los fármacos administrados al paciente , vía de administración (oral, I.M, I.V, S.B.C , etc) y hora de administración.

MEDICACIÓN	VÍA	8	9	10	11	12	13	14	15	16	17	18	19	20	21	22	23	24	1	2	3	4	5	6	7

- **Fluidos y pérdidas:**

En el apartado superior se anotarán los fluidos administrados, así como los fármacos que vayan incluidos en ellos. Al iniciar la administración de fluidos, se registrará con un signo " menor que" (<) , cuando este haya finalizado se registrará con un signo " mayor que" (>), unidos ambos por una linea.

En el apartado inferior se anotarán:

- Dieta y la ingesta de líquidos.

- Pérdidas: se indicará todo tipo de elementos orgánicos eliminados por el paciente.

  •Vómitos: se anotará la cantidad de líquido eliminado, así como sus características (alimenticio, en poso de café, hemático, bilioso, etc).

  •Heces: se anotará la cantidad y características de las mismas (normal, líquida, semilíquida, pastosa, pus, sangre, etc).

  •S.N.G:se anotará la cantidad de líquido eliminado, así como sus características (alimenticio, en poso de café, hemático, bilioso, etc).

  •Diuresis: se anotará la cantidad de orina eliminada

  •Drenajes: se denominará el drenaje, anotándose la cantidad de líquidos drenados y características de los mismos.

Fluidos

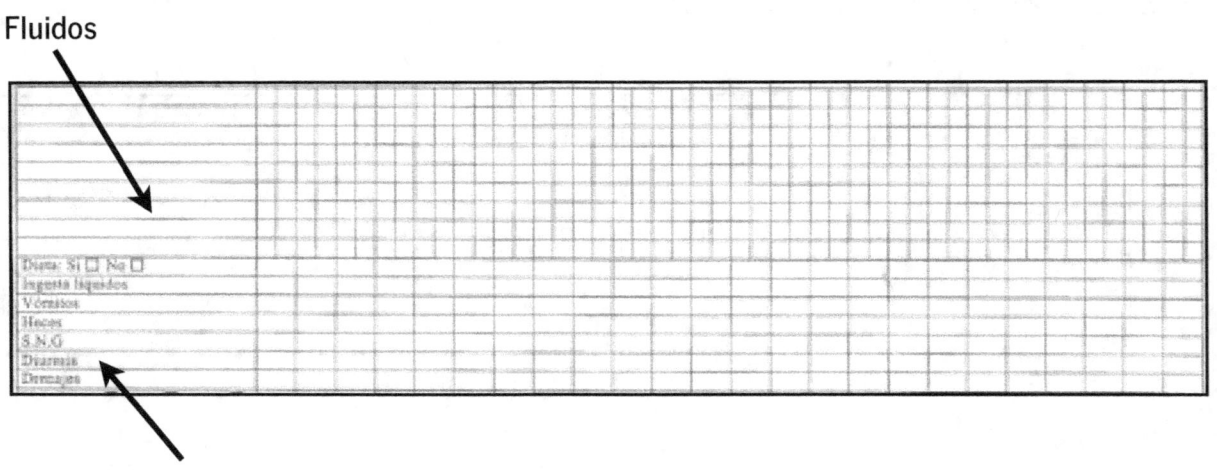

Pérdidas

• Oxigenoterapia , saturación y glucemias:

En este apartado se anotará tipo de sistema con el que se administra el O_2, la tasa de flujo en gafas nasales y la concentración en Vmask y reservorio. Así como los valores de saturación y glucemia.

• Parámetros del respirador:

Se anotará:

- ○ Modalidad ventilatoria (CMV, IMV, BIPAP, CPAP) con un aspa.

- ○ FiO_2: Concentración de O_2. Va desde 0,21 a 1.

- ○ Volumen corriente: Volumen que se hace en cada respiración. (V.Tidal).

- ○ Volumen minuto: Se halla multiplicando la frecuencia respiratoria por el volumen en cada respiración.

- ○ Presiones Peep versus IPAP/EAP.

- ○ Frecuencia programada del respirador.

- ○ Fugas.

- ○ Aspiraciones T.O.T / Traqueostomía: se anotará con un aspa cada vez que se realice.

PARAMETROS RESPIRADOR	8	9	10	11	12	13	14	15	16	17	18	19	20	21	22	23	24	1	2	3	4	5	6	7
Ventilac ¡CMV □ IMV □ BIPAP □ CPAP□)																								
FiO₂																								
Volumen corriente																								
Volumen minuto																								
Presiones Peep versus IPAP/EAP																								
Frecuencia																								
Fugas																								
Aspiraciones T.O.T / Traqueostomía																								

• Valoración neurológica:

Se efectuará siguiendo la escala glasgow. Ésta se efectuará una vez por turno en los pacientes que lo precisen, y después de cada manipulación, salvo que la patología del paciente demande mayor frecuencia.

La respuesta pupilar se anotará del siguiente modo: IR (isocórica reactiva), IA (isocórica arreactiva), AR (anisocórica reactiva) y AA(anisocórica areactiva).

GLASGOW / PUPILAS	8	9	10	11	12	13	14	15	16	17	18	19	20	21	22	23	24	1	2	3	4	5	6	7
Pupilas (IR-IA ; AR₀₋ᵢₐ₋ᵢ - AA₀₋ᵢₐ₋ᵢ)																								
Respuesta palpebral																								
Respuesta verbal																								
Respuesta motora																								
Total Glasgow																								

ESCALA DE GLASGOW			
	R.Palpebr	R.Verbal	R.Motora
1	No responde	No responde	No responde
2	Al dolor	Incomprensible	Extensión anor
3	A la voz	P. Inapropiadas	Flexión anorm
4	Espontánea	Confuso	Solo retira
5		Orientado	Localiza dolor
6			Cumple ordens

• Procedimientos:

Se anotarán aquellos procedimientos que se realicen. Reflejando nº, localización y hora de realización.

PROCEDIMIENTOS	Nº	LOCALIZACIÓN	HORA
☐ Cánula de Guedel			
☐ Sonda uretral			
☐ S.N.G. ☐ S.O.G.			
☐ Catéter venoso I			
☐ Catéter venoso II			
☐ Vía central ☐ Drum			
☐ Punción lumbar			
☐ Paracentesis			
☐ Toracocentesis			
☐ Enema			
☐ T.O.T. (tubo orotraque)			
☐			
☐			
☐			
☐			

Así mismo, disponemos de otro apartado para anotar la realización de lavado gástrico.

LAVADO GASTRICO Si ☐ No ☐		
Entrada	Salida	Balance

Jarabe Ipecacuana   Si ☐ No ☐
Carbón activado   Si ☐ No ☐
Lavado efectivo   Si ☐ No ☐
Restos de producto   Si ☐ No ☐
Hora /Lavado : _____

• Pruebas complementarias:

Se anotarán todas las pruebas complementarias que se le realicen al paciente, así como la hora de realización. En la parte inferior hay un apartado para adherir las etiquetas identificativas de las analíticas de sangre y orina. En caso de pruebas cruzadas tenemos otro apartado para adherir la etiqueta de la pulsera de transfusiones de productos sanguíneos.

PRUEBAS COMPLEMENTARIAS	HORA							
☐ Hematimetria								
☐ Coagulación								
☐ Bioquímica								
☐ Enzimas								
☐ Gasometria arterial								
☐ Gasometria venosa								
☐ Hemocultivo								
☐ Urocultivo								
☐ Sedimento orina								
☐								
☐ R.x								
☐ T.A.C								
☐ Ecografía								
☐ E.K.G								
☐ R.M								

ETIQUETAS IDENTIFICATIVAS PRUEBAS COMPLEMENTARIAS			

ETIQUETA PRUEBAS CRUZADAS

• Problemas de autonomía:

Higiene : Total ☐ Parcial ☐ Autónoma ☐	**Medidas de protección física** Si ☐ No ☐
Aliment : Total ☐ Parcial ☐ Autónoma ☐	Barandillas ☐ Sujeción ☐ Acompañante ☐
Eliminac: Total ☐ Parcial ☐ Autónoma ☐	Movilidad en cama: Se mueve solo ☐ Necesita ayuda ☐

• Diagnósticos NANDA y PROBLEMAS DE COLABORACIÓN:

Diagnósticos (NANDA) Y PC

ACV ☐	Afrontamiento individual inefectivo ☐
Anemia ☐	Ansiedad ☐
Arritmias ☐	Confusión aguda ☐
Conocimientos deficientes ☐	Baja autoestima situacional ☐
Convulsiones ☐	Dolor ☐ Deshidratación ☐
Sindrome coronario agudo ☐	Hemorragias ☐
Sepsis ☐	HDA ☐
Riesgo de UPP ☐ / UPP ☐	Hiperglucémias ☐
Hipertensión ☐	Hipoglucemias ☐
Hipertermia ☐	Hipotermia ☐
Hipotensión ☐	Hipovolemias-Shock ☐
Insuficiencia respiratoria ☐	Insuficiencia cardiaca ☐
Intoxicaciones ☐	Limpieza ineficaz vías aéreas ☐
Intento de autolisis ☐	Paro cardiaco ☐
Politraumatizado ☐	Riesgo de hemorragia ☐
Riesgo de infección ☐	Riesgo de aspiración ☐
Temor ☐ TCE ☐	SARS ☐ Infección respirat ☐

• Intervenciones NIC:

Intervenciones (CIE - NIC)

0840 Cambio de posición ☐	3520 Cuidado de la UPP ☐
2300 Administrac de medicación ☐	1570 Manejo del vómito ☐
4030 Administrac product sangui ☐	4170 Manejo de la hipervolemia ☐
5270 Apoyo emocional ☐	2440 Mant disposit acceso venoso ☐
3160 Aspiración vías aéreas ☐	1710 Mantenimiento salud bucal ☐
5230 Aumentar el afrontamiento ☐	3350 Monitorización respiración ☐
3390 Ayuda a la ventilación ☐	2620 Monitorización neurológica ☐
4160 Control de hemorragias ☐	6680 Monitorización signs vitales ☐
6540 Control de infecciones ☐	4820 Orientación de la realidad ☐
1874 Cuidado de SNG ☐	3320 Oxigenoterapia ☐
3360 Cuidado de las heridas ☐	7370 Planificación al alta ☐
4044 Cuidados cardiacos agudos ☐	2690 Precauciones ante convulsio ☐
7310 Cuidados enferm al ingreso ☐	4010 Precauciones con hemorragi ☐
5260 Cuidados en la agonía ☐	2930 Preparación quirúrgica ☐
1876 Cuidados catéter urinario ☐	4260 Prevención de shock ☐
1872 Cuidados drenaje torácico ☐	3540 Prevenciones UPP ☐
5820 Disminución de la ansiedad ☐	5400 Potenciación de la autoestim ☐
4020 Disminución de hemorragias ☐	4140 Reposic de líquidos (cargas) ☐
5618 Enseñanza: Procedimto /Tto ☐	6320 Resucitación (RCP avanzad) ☐
3230 Fisioterapia respiratoria ☐	3620 Sutura ☐
4354 Manej de conducta (autoles) ☐	1860 Terapia de deglución ☐
4090 Manejo de la disritmia ☐	3740 Tratamient de la hipertermia ☐
2120 Manejo de la hiperglucemia ☐	3800 Tratamient de la hipotermia ☐
2130 Manejo de la hipoglucemia ☐	4516 Tratamiento por el consumo de
3180 Manejo de vías aéreas artific ☐	sustancias nocivas: sobredosis ☐
1400 Manejo del dolor ☐	4200 Terapia intravenosa ☐
4258 Manejo del shock (volumen) ☐	6650 Vigilancia ☐ Protocolo aisla ☐

Para la cumplimentación de estos dos apartados disponemos en el Servicio de un Manual de ayuda. Véase páginas 67 y 68.

• Resultados obtenidos e incidencias de enfermería:

Se anotará la evolución de problemas y las incidencias de enfermería . Dejando así mismo constancia del turno y la firma de la persona que las realiza.

ALTA☐ TRASL ☐INGR ☐EXITUS ☐Hora _____	
Destino _____	

Turno	RESULTADOS OBTENIDOS (evolucion de problemas) + INCIDENCIAS DE ENFERMERÍA
	Firmas de Enfermeras/os y Auxiliares de Enfermería
	Mañana Tarde Noche

MANUAL DE AYUDA PARA LA CUMPLIMENTACIÓN CORRECTA DE REGISTROS EN LA HISTORIA CLÍNICA ENFERMERA DE LA UNIDAD DE CRÍTICOS

Es obvio y evidente de que cualquier Enfermer@ de nuestra unidad sabe registrar a la perfección los ítems con los que estamos habituados en cualquier hoja de gráficas tradicional; los problemas comienzan muchas veces cuando nos ponemos a utilizar la Metodología Enfermera y sus taxonomías ya sea bien por falta de habilidad, desconocimiento, etc. Este manual de ayuda pretende aclarar algunas conceptos que intervienen en los procesos de la cadena Valoración al ingreso → Diagnóstico enfermero DxE → Intervenciones asociada a los DxE + problemas de colaboración PC. Dado que nuestra historia enfermera está basada en ítems cerrados el lo que respecta a la Valoración, DxE, NIC y PC, vamos a hacer una simulación basada en un caso y situación virtual y saber

El señor A, un paciente de 63 años acude a urgencias con un fuerte dolor en el pecho y en ambos brazos. Se queja de dificultad para respirar y de náuseas. Estaba pálido y sudoroso. La auscultación torácica revelaba pulmonares despejados y una FC de 70. Se comenzó administrando oxígeno mediante mascarilla a 6l/min y se conectó a monitor cardíaco. Este mostró un ritmo sinusal con segmento ST elevado. Su TA era de 110/60 FR 32 y saturación de O₂ del 86%, antes de colocar mascarilla. Se instauraron dos vías IV con solución salina. Se dio un comprimido sublingual de NTG, se administró 5 mg de sulfato de morfina iv para el dolor no desapareció. También se administró una aspirina infantil y perfusión iv de NTG. Se le realizó EKG y Rx de tórax junto con analítica completa incluyendo gases en sangre arterial. El señor B se mostró ansioso, aprensivo y mostró de forma manifiesta su miedo a morir.

La historia del señor B incluye episodios anteriores de dolor torácico durante el esfuerzo, con una duración de unos pocos minutos cuando se paraba a descansar. En esta ocasión el dolor comenzó mientras podaba árboles y no ceso con el descanso. Acudió a urgencias a los 45 min de iniciarse el dolor. No realiza ejercicio de forma habitual y durante los últimos 35 años ha fumado 2 paquetes de cigarrillos al día. Tiene antecedentes familiares de problemas cardíacos. Su padre falleció a los 62 años a causa de un IAM y su hermano tiene una enfermedad de arterias coronarias.

Los análisis de sangre y el EKG demostraron que el señor B había sufrido un infarto de miocardio. El equipo médico decidió instaurar un tratamiento fibrinolítico. El paciente recibió en todo momento información sobre su proceso y las técnicas que se le estaban realizando. El equipo enfermero permaneció a su lado dándole apoyo emocional y escuchando las manifestaciones del paciente aclarando dudas y dando información precisa y objetiva. Enfermería valoró que el nivel de ansiedad del paciente disminuyo considerablemente. El Sr. B manifestó que el dolor precordial había desaparecido. Más estable y sin dolor este paciente se trasladó a la unidad coronaria de UCI.

VALORACIÓN ENFERMERA AL INGRESO

(sección con casillas de ítems de valoración)

Después de realizar la valoración al ingreso, señalamos los PC (problemas de colaboración) y DxE (Diagnósticos enfermeros) que son los que detecta la enfermería tras la valoración inicial y trate de forma independiente. En el reverso de esta página se encuentran las posibles interrelaciones DxE y NIC de las compiladas en ese manual, teniendo en cuenta que no tienen porqué cumplirse todas.

A continuación se explican algunos ítems que pueden generar confusión.

Confusión aguda (DxE): Inicio brusco de un conjunto de cambios globales transitorios y de alteraciones en la atención, conocimiento, actividad psicomotora, nivel de conciencia y del ciclo sueño/ vigilia. (coloquialmente paciente demenciado).

Baja autoestima situacional (DxE): Desarrollo de una percepción negativa de la propia valía en respuesta a una situación actual (especificar). Ejemplo: La situación que se produce tras el intento de autolisis.

Aumentar el afrontamiento (NIC): Ayudar al paciente a adaptarse a los factores estresantes, cambios, o amenazas perceptibles que interfieran en el cumplimiento de las exigencias y papeles de la vida cotidiana. (Persona a la que se le presentan simultáneamente varios problemas, laborales, familiares y de salud desde su ingreso hospitalario y a la que se le ayuda a priorizarlos e identificar las soluciones).

Diagnósticos (NANDA) y PC

(lista con casillas)

ACV □
Ansiedad ■
Confusión aguda □
Baja autoestima situacional □
Dolor □
Hemorragias □
HDA □
Hiperglucemia □
Hipotermia □
Hipertermia □

Afrontamiento individual ineficaz □
Arritmias □
Estreñimiento / diarrea ■
Convulsiones ■
Síndrome de retirada agudo ■
Hemorragia cerebral □
Hemiplejia □
Hipertensión □
Hipertonía □
Insuficiencia respiratoria □

Hipovolemia-Shock ■
Limpieza ineficaz vías aéreas □
Paro cardíaco □
Riesgo de hemorragia ■
Riesgo de aspiración □
TCE ■

Intervenciones (CIE - NIC)

(lista extensa con códigos y casillas de intervenciones NIC)

(pie de página) Elena Casas y Sergio de Soto (Enfermeras de críticos)

INTERRELACIONES NANDA Y NIC

Los resultados entre los diagnósticos NANDA(Nursing Diagnoses Definitions) y las intervenciones NIC (Nursing Interventions Classifications) indican la relación entre el problema del paciente y las acciones enfermeras que resolverán y disminuirán el problema.

Las Enfermerillas utilizan un proceso de toma de decisiones para determinar un diagnóstico enfermero, proyectar un resultado deseado y escoger intervenciones para conseguir dicho resultado. Es importante tener en cuenta que las interrelaciones solo son guías, la enfermera debe evaluar continuamente la situación y ajustar los diagnósticos. Al utilizar las interrelaciones, el primer juicio que debe realizar la enfermera es determinar el diagnóstico enfermero. Existe un acuerdo general respecto a que antes de realizar un diagnóstico enfermero hay que valorar al paciente, recogiendo datos y analizándolos o lo que es lo mismo, buscar indicios y dar sentido a los mismos.

'Nursing Diagnoses Outcomes, and Interventions NANDA,NOC and NIC Linkages. Ed Harcourt,S.A.'
1) Cuando adjunto tiene el objeto de ayudar a los compañeros a relacionar los DxE y NIC seleccionados de forma correcta en nuestra historia clínica enfermera de la unidad de críticos, es evidente que existan muchos más, pero los que se manejan en unidades de críticos se adaptan en un 95% a esta petición.

Elvira Crossa y Sergio De Sosa (Enfermeras de críticos)

NIC
Clasificación global y estandarizada de las intervenciones que realiza la enfermería, en esta el centro de interés es la conducta enfermera, todo aquello que los profesionales de enfermería realizan para ayudar al paciente a avanzar hacia un resultado deseado.

DxE - PC
Juicio clínico sobre respuestas individuales, familiares o sociales a problemas de salud / problemas vitales reales o potenciales. Los DxE proporcionan las bases para elegir las intervenciones enfermeras para conseguir los resultados de los que el profesional enfermero es responsable.

	2300 Administración de medicamentos	5270 Apoyo emocional	3160 Aspiración vías aéreas	5230 Aumentar el afrontamiento	3390 Ayuda a la ventilación	4160 Control de hemorragias	6540 Control de infecciones	1874 Cuidado de SNG	3660 Cuidado de las heridas	4044 Cuidados cardíacos agudos	7310 Cuidados enfermería al ingreso	1876 Cuidados catéter urinario	1872 Cuidados drenaje torácico	5820 Disminución de la ansiedad	5618 Enseñanza: procedimiento / Tratamiento	4354 Manejo de conducta (autolesión)	3120 Intubación	4090 Manejo de la disritmia	2120 Manejo de la hiperglucemia	2130 Manejo de la hipoglucemia	3180 Manejo de vías aéreas artificial	1400 Manejo del dolor	4258 Manejo del shock (volumen)	1570 Manejo del vómito	2440 Mantenimiento dispositivo acceso venoso	1710 Mantenimiento salud bucal	3350 Monitorización respiración	2620 Monitorización neurológica	6680 Monitorización signos vitales	4820 Orientación de la realidad	3320 Oxigenoterapia	7370 Planificación al alta	7690 Precauciones contra convulsiones		4020 Precauciones con hemorragia	2930 Preparación quirúrgica	4260 Prevención de shock	3540 Prevención UPP	5400 Potenciación de la autoestima	4140 Reposición de líquidos (cargas)	6320 Resucitación (RCP avanzado)	3620 Sutura	1860 Terapia de deglución	4200 Terapia intravenosa	3780 Tratamiento de la hipertermia	3800 Tratamiento de la hipotermia	6650 Vigilancia
ACV	X	X								X																X		X	X X		X X X														X		X
Afrontamiento individual inefectivo	X	X	X					X					X															X																		X
Ansiedad	X	X						X			X X																	X																		X
Arritmias	X	X			X			X X			X			X					X								X		X		X X		X							X						X
Baja autoestima situacional: Intento de auto lisis	X	X						X																			X		X									X								X
Confusión aguda	X	X						X	X																			X																		X
Conocimientos deficientes	X	X						X		X											X X			X X	X X X												X								X
Convulsiones	X	X						X									X			X				X											X											X
Dolor	X	X			X			X															X	X X X		X X X	X														X					X
Hematoma cerebral	X	X			X			X															X	X X X		X X X	X														X					X
Hemorragia cerebral	X	X			X			X															X	X X		X X X	X														X					X
Hemorragias	X	X			X X			X															X			X X	X														X					X
Hiperglucemias	X	X			X			X						X					X				X			X	X														X					X
Hipertensión	X	X			X			X			X X											X			X	X														X			X X		X
Hipertermia	X	X			X			X															X			X X X		X X													X				X	X
Hipoglucemias	X	X			X			X									X						X			X X X		X X													X					X
Hipotensión	X	X			X			X			X												X			X X X	X X X														X					X
Hipotermia	X	X			X			X			X									X				X X		X														X			X	X X X
Hipovolemias-Shock	X		X		X X			X X						X				X	X				X X		X															X					X
Insuficiencia respiratoria	X	X		X	X			X															X X			X X X	X X						X								X					X
Intento de auto lisis	X	X			X X			X			X X											X X X		X X															X					X
Limpieza ineficaz vías aéreas	X	X	X X		X			X													X X X		X		X			X	X X			X X			X X						X X
Paro cardíaco	X		X		X X X			X			X X						X X		X			X X		X X	X X		X						X					X						X
Politraumatizado	X X				X X X X									X			X X		X X			X X							X								X								X
Riesgo de aspiración	X		X X		X X			X			X X						X X		X X X		X			X X						X		X X									X X			X
Riesgo de hemorragia	X X			X X			X			X												X			X X		X X						X						X				X		X
Riesgo de infección	X X X				X			X		X X X X								X			X X		X X X													X			X					X
Síndrome coronario agudo	X X		X		X			X X			X X			X			X				X			X X		X X		X									X							X
Temor		X		X				X					X X																																	

Elvira Crossa y Sergio de Sosa (Enfermeros de críticos)

SOPORTE INFORMÁTICO.

En nuestro Servicio actualmente trabajamos con 2 tipos de aplicaciones inførmaticas: Diraya y His-Clinico. Trabajaremos con una u otra dependiendo del lugar donde estemos:

• Recepción y Sala B: Diraya.

• Cuidados: Diraya y His-Clínico (GPC).

• Observación: His-Clínico (GPC y Estación de Enfermería).

DIRAYA:

Es el sistema informático que el Sistema Sanitario Público de Andalucía utiliza como soporte de la información y gestión de la atención sanitaria. Es decir, integra toda la información de salud de cada ciudadano, para que esté disponible en el lugar y momento en que sea necesario para atenderle, y sirve también para la gestión del sistema sanitario. En definitiva, es la Historia Digital de Salud del Ciudadano.

Nosotros accederemos al módulo de Urgencias,que incluye las funciones de recepción, triage, cuidados, consultas, sala yesos y observación. Este módulo se encuentra conectado con los sistemas de información propios del Hospital His-Clínico.

1. Acceso a la aplicación

• Para acceder a Diraya tendremos que situarnos en el escritorio del ordenador .

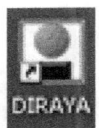

• Hacer doble Clip sobre el icono

• A continuación tendremos que escribir nuestro Nombre de usuario y Contraseña.

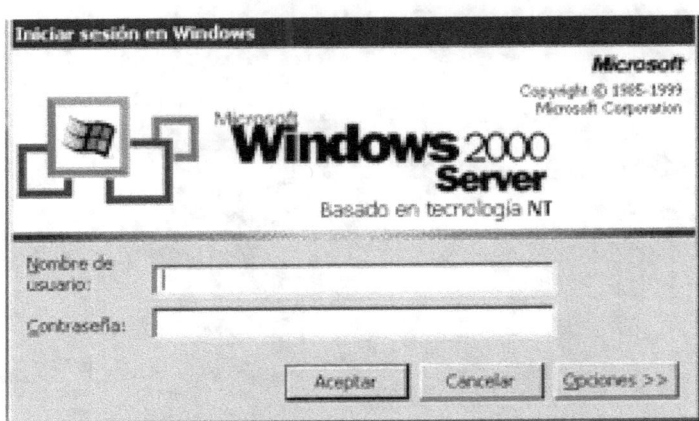

• Una vez abierto aparecerá la siguiente pantalla:

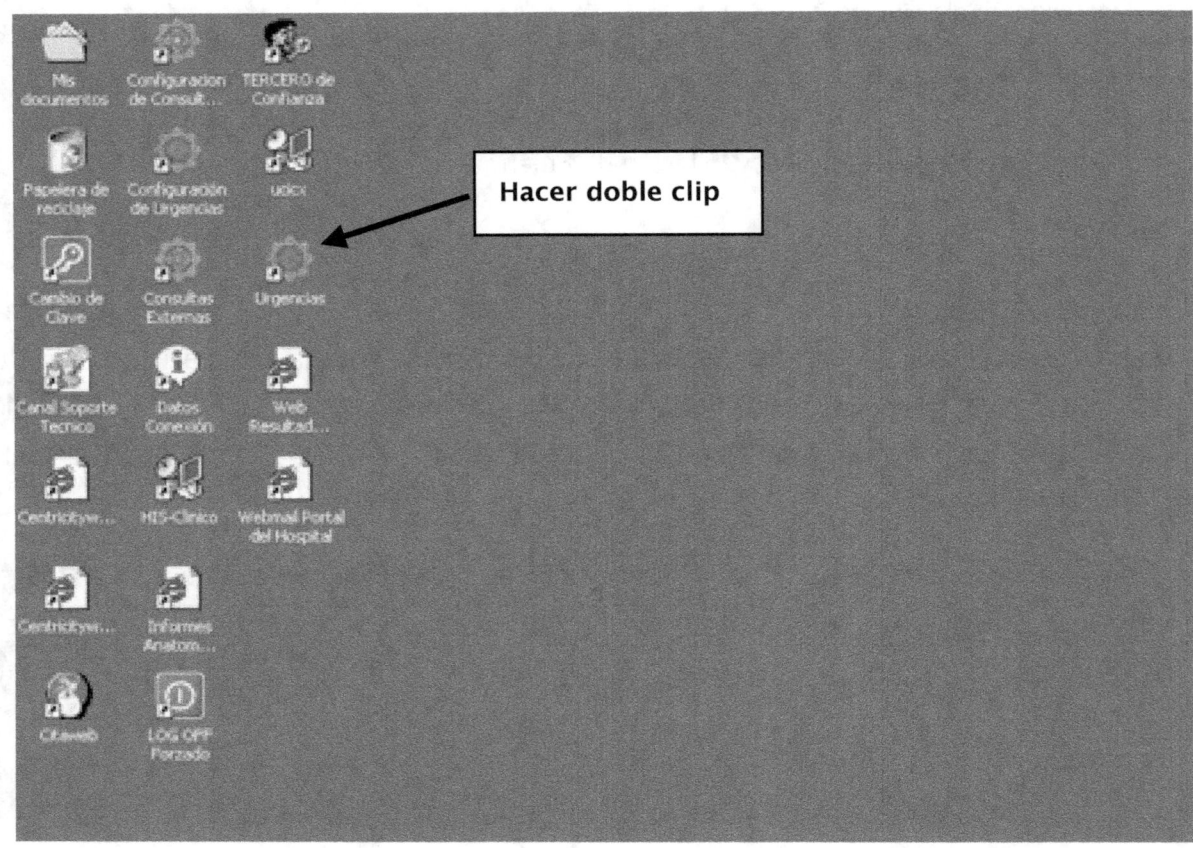

• Una vez dentro del módulo de Urgencias nos pedirán nuestro "Usuario" y "Contraseña" y pulsaremos el botón "Aceptar":

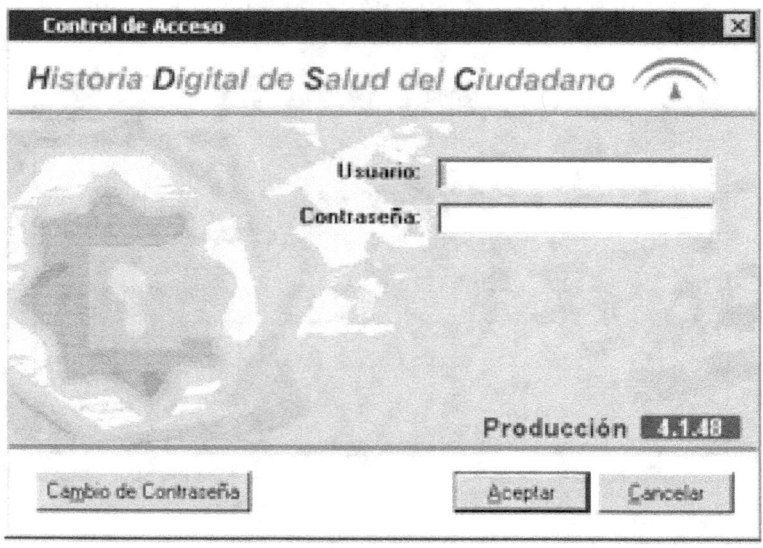

• En esta misma pantalla de control de acceso de desplegará Unidad-Perfil:Urgencias Generales(H. General)- Enfermero y pulsaremos el botón "Aceptar".

• Tras aceptar aparece una ventana con las ubicaciones del Servicio de Urgencias. Clicaremos una ubicación u otra dependiendo del puesto en el que nos encontremos trabajando y pulsaremos "Aceptar".

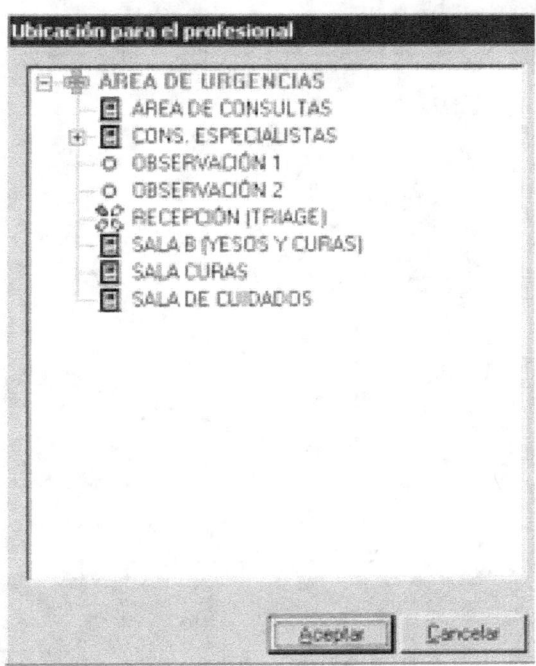

• A continuación pulsamos sobre "Urgencias" y se despliega el acceso a "Atención de Urgencias".

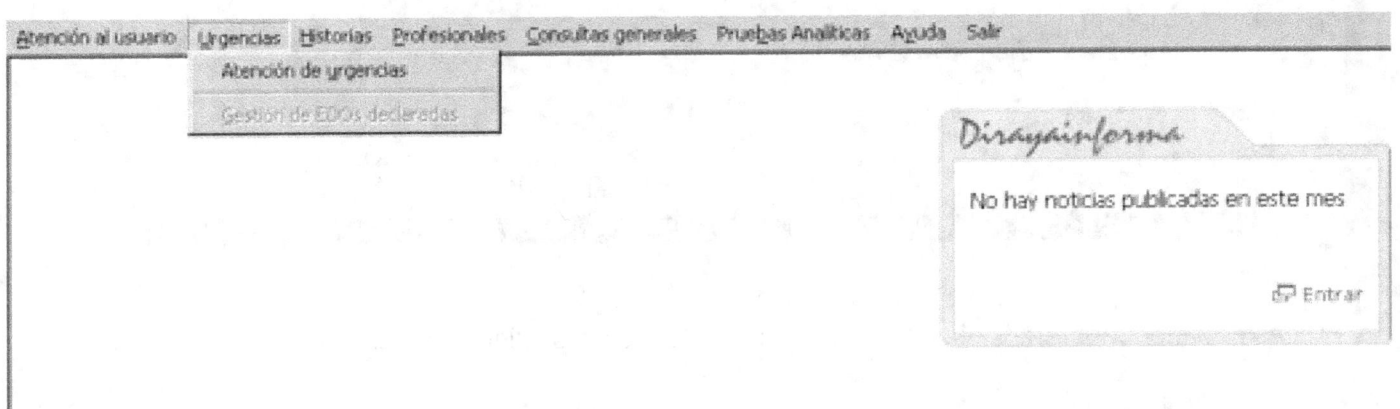

- Nos aparecerá después la siguiente pantalla, desde la cuál si estamos trabajando en recepción activaremos y pulsaremos "Aceptar".

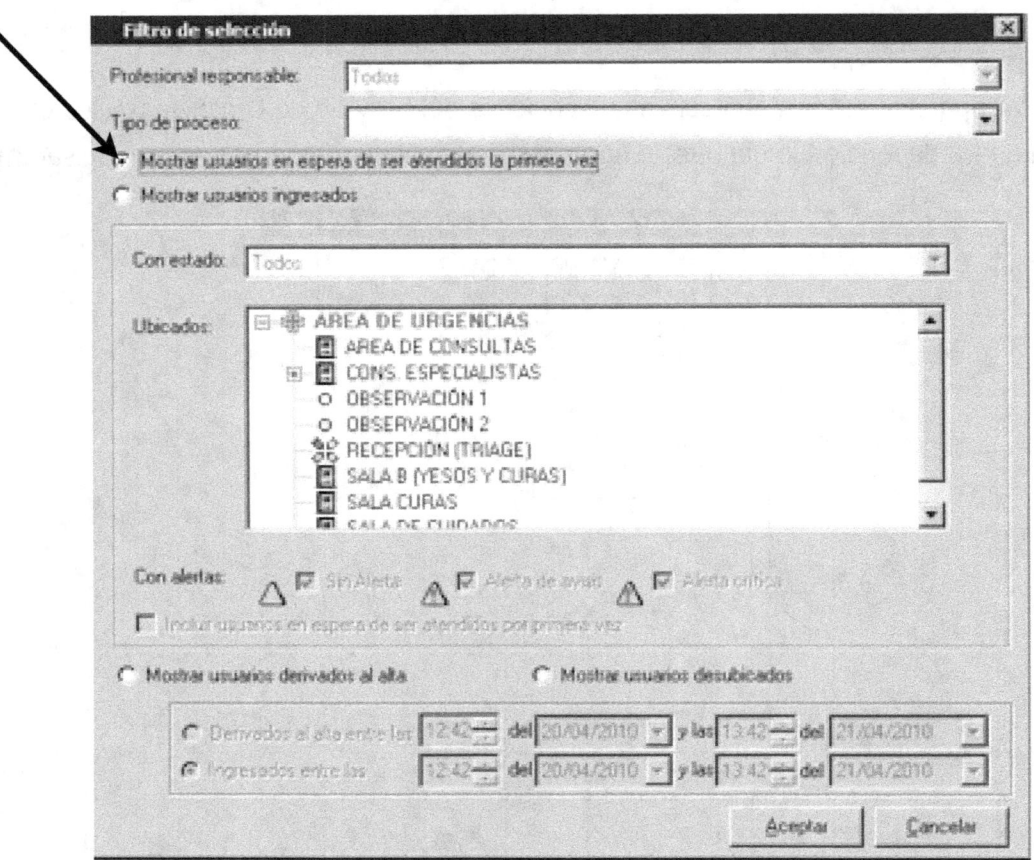

- En esta pantalla aparecerán los pacientes en espera de ser atendidos, seleccionaremos el paciente y pulsaremos el fonendo .

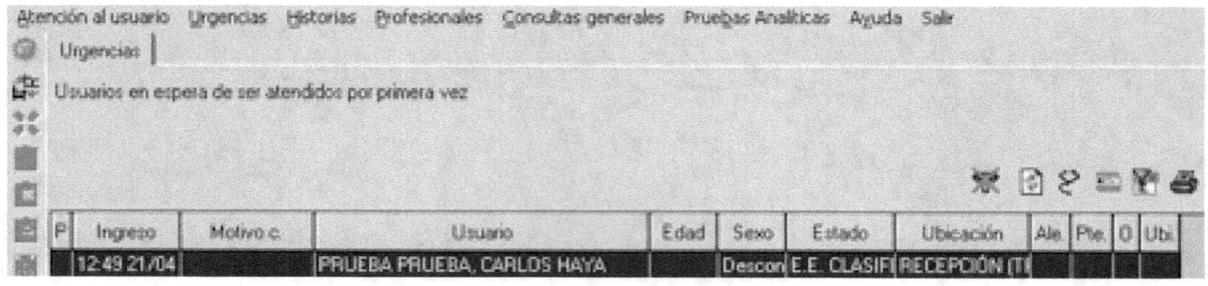

- De esta manera abriremos el episodio clínico rellenando los siguientes campos:

  - Motivo de consulta.

  - Observaciones de llegada.

  - Constantes a la llegada.

  - Nuevo estado: E.E.CLASIFICACIÓN

o   Médico responsable, en la lista de médicos activos en Urgencias.

o   Nueva ubicación:Recepción y pulsaremos "Aceptar".

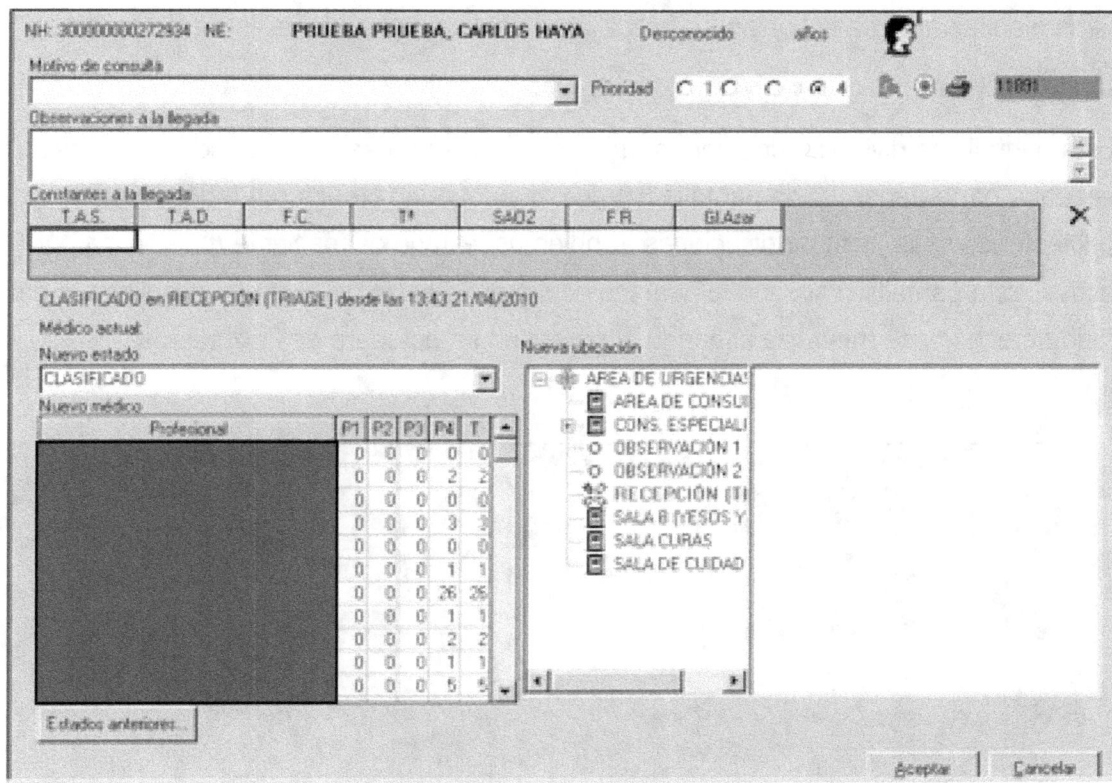

Si queremos registrar las alergias del paciente pulsaremos el icono 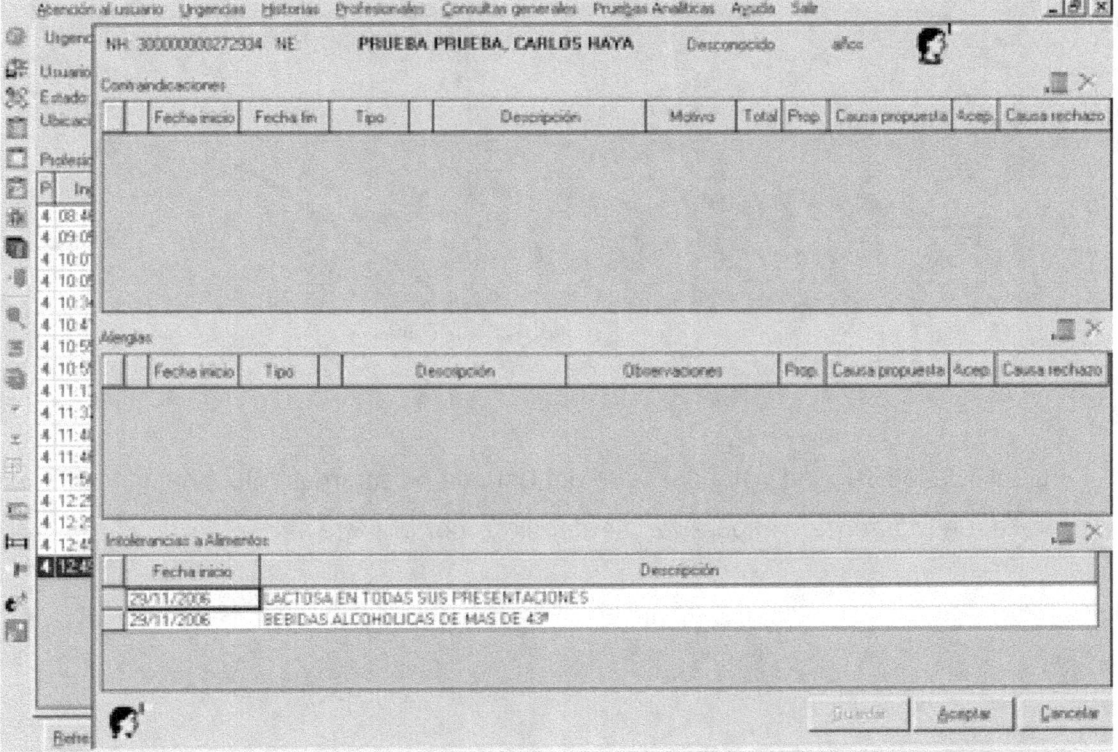 que se encuentra en el lateral inferior izquierdo de la pantalla.

Si no tiene alergias medicamentosas, cliclar 1 vez el icono 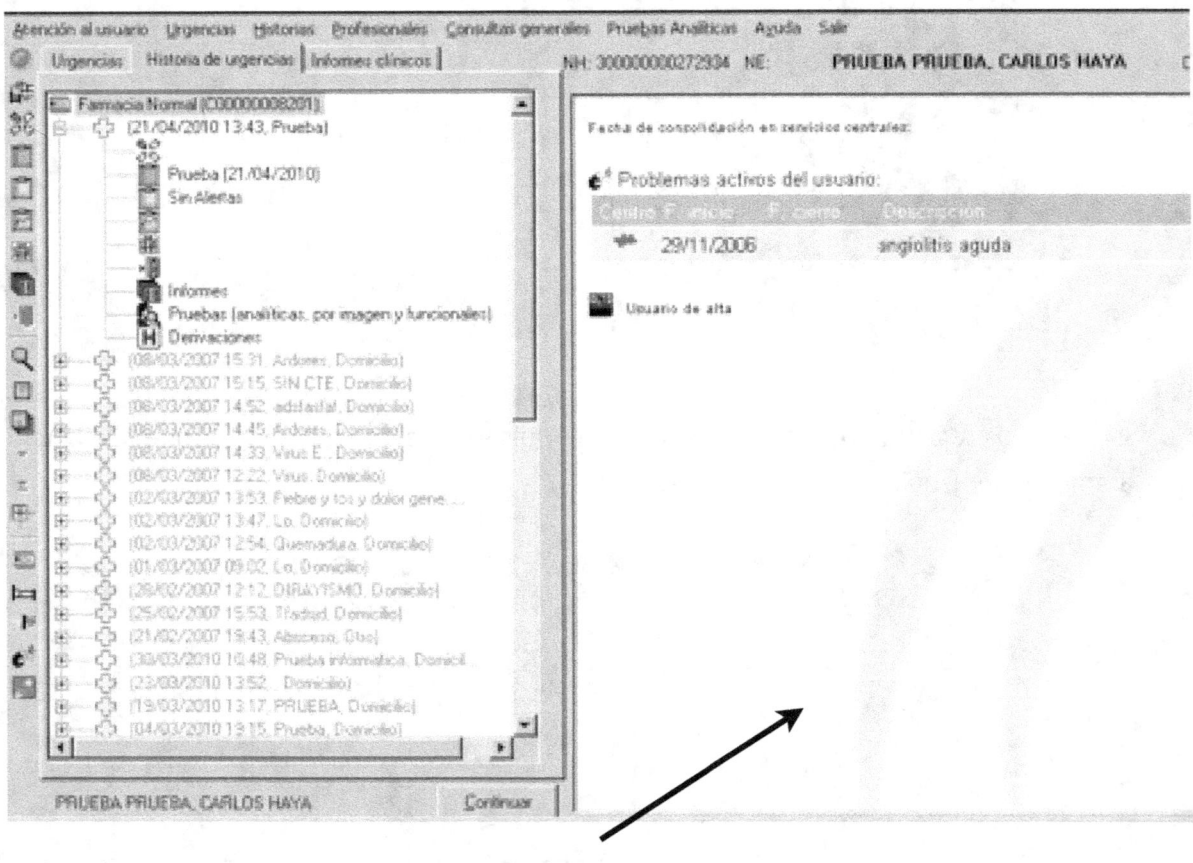 y nos saldrá una banderita verde. Si tiene alergias, añadirlas pulsando y nos saldrá una banderita roja.Y pulsaremos "Guardar" y "Aceptar".

Esta pantalla se divide en dos partes, una en la que se muestra los episodios de urgencias, y una segunda parte denominada pantalla mágica, donde se nos muestran todos los datos centralizados del paciente: alergias, contraindicaciones, problemas, estado del paciente (baja o alta por IT) y medicación activa. Esta pantalla mágica que aparece oculta en la parte derecha, se despliega al pasar el cursor al lado derecho y se minimiza situando el cursor en la botonera de la izquierda.

Pantalla Mágica

Para salir de la Historia Digital de Salud del Usuario pulsaremos "Continuar" y volveremos a la pantalla de Usuarios en espera de ser atendidos por primera vez.

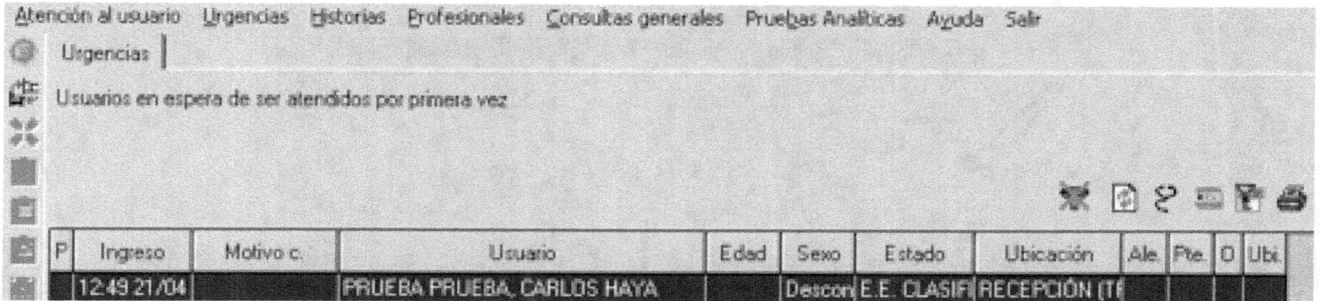

En esta pantalla además se pueden realizar las siguientes acciones:

 Filtro base: Volver al filtro por defecto, tras hacer algún filtrado específico.

 Actualizar el listado de forma manual.

 Entrar en la Historia Digital de Salud.

 Filtrar, nos permite cambiar los parámetros del filtro.

 Imprimir el listado.

La información que muestra este listado es el siguiente:

• P: Prioridad del paciente (1,2,3,4)

• Ingreso: Hora y fecha de admisión del paciente en urgencias.

• Motivo de consulta: Es marcado desde admisión o añadido en traige.

• Usuario: Apellidos, nombre de usuario.

• Estado: Estado actual del paciente, EE. clasificación, clasificado, atendido, etc.

• Ubicación: Ubicación física actual del paciente dentro del Servicio de Urgencias.

• Ale: alertas de enfermería , informa de que hay alguna actuación que hacer sobre el paciente, puede estar libre de alerta △ , con alerta de aviso ⚠ .Si el signo de exclamación es rojo es una alerta de prescripción, fluidoterapia, y si es gris es una alerta de medidas generales y procedimientos. Si colocamos el puntero del ratón encima de las alertas aparece el contenido de dicha alerta.

• O: Situando el puntero del ratón encima de la "cabecita" 👤 aparece el nombre del médico responsable del paciente.

Si estamos trabajando en cuidados pulsaremos filtro 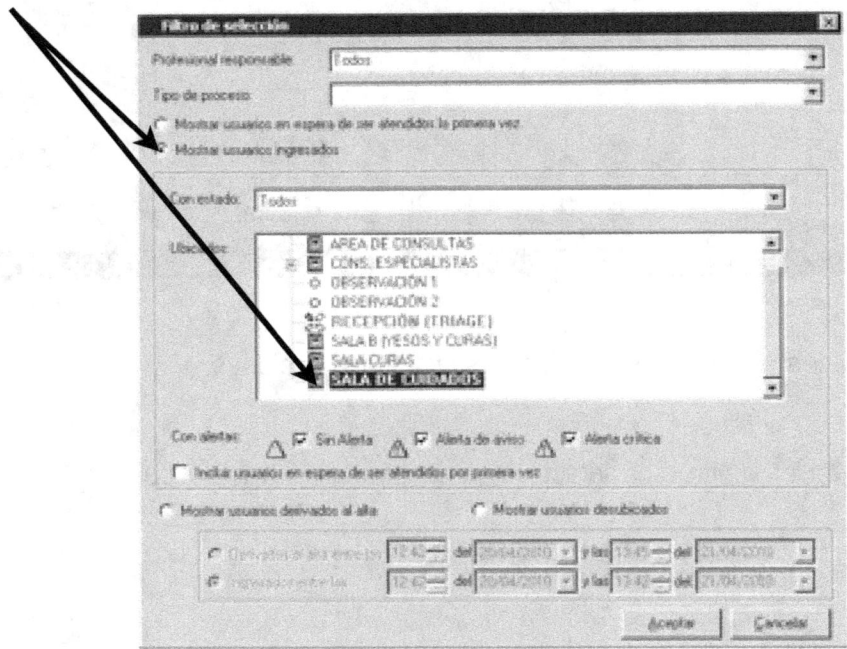 y activaremos " Mostrar usuarios ingresados" y "Sala de cuidados" y pulsaremos "Aceptar".

Si vamos a trabajar en Sala Yesos/ curas activaremos " Mostrar usuarios ingresados" y "Sala B". Para estas dos ubicaciones se procede de la misma manera en Diraya.

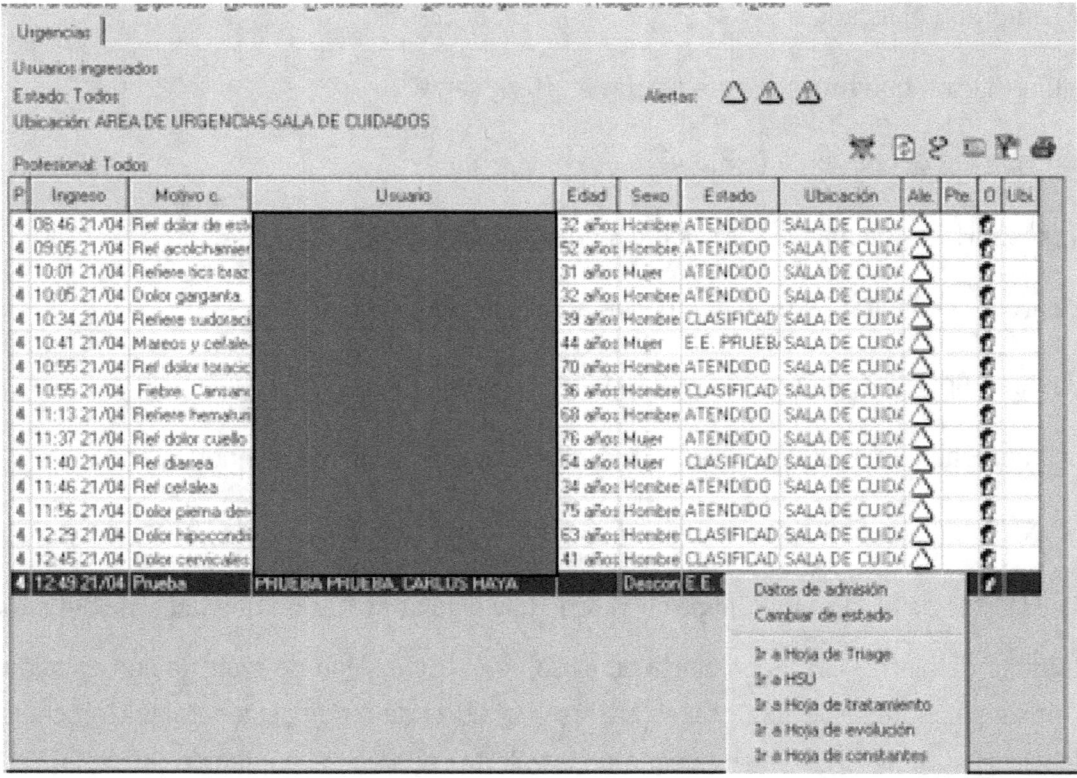

Una vez aparece el listado de los pacientes que se encuentran en Cuidados podemos realizar varias acciones sobre cada usuario. Para ello cliclaremos al usuario dando al botón derecho del ratón y se desplegara:

• Datos de Admisión.

• Cambiar de Estado.

• Ir a hoja de triage.

• Ir a HSU.

• Ir a hoja de tratamiento.

• Ir a hoja de evolución.

• Ir a hoja de constantes.

1. Si el usuario tiene activada una Alerta clicaremos en este desplegable

Ir a Hoja de tratamiento y aparecerá la siguiente pantalla:

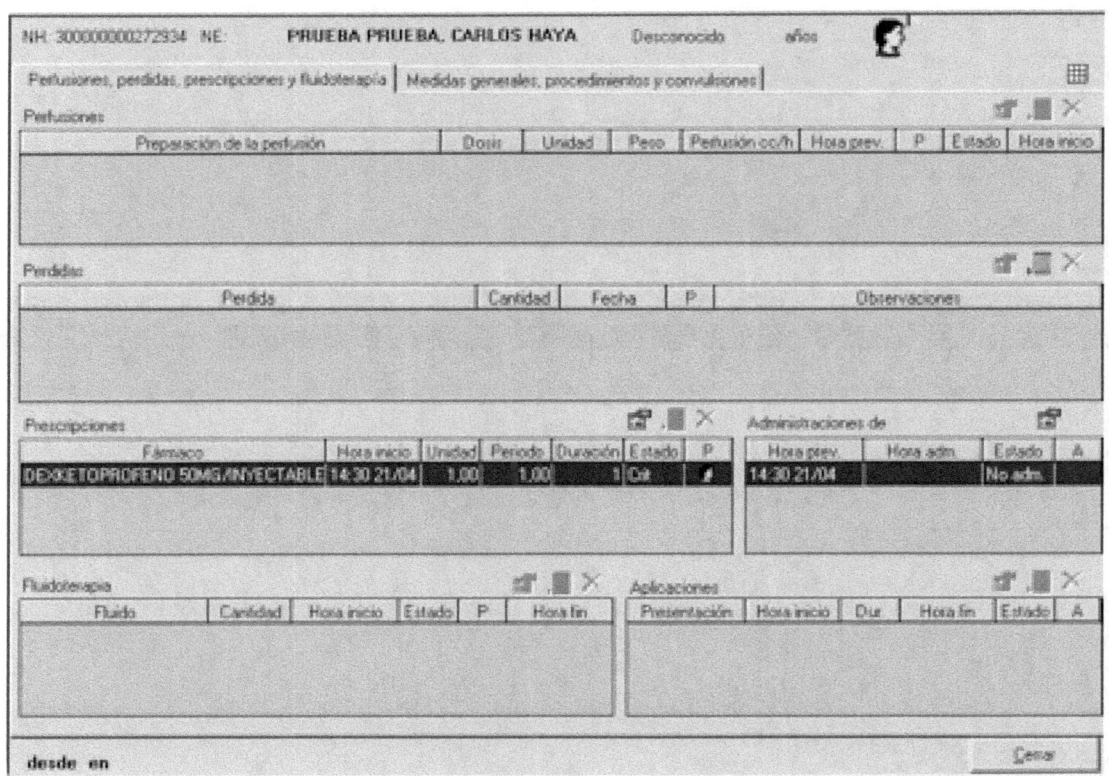

Para registrar la administración de la prescripción pulsaremos sobre la prescripción que se pondrá en color azul y pulsaremos 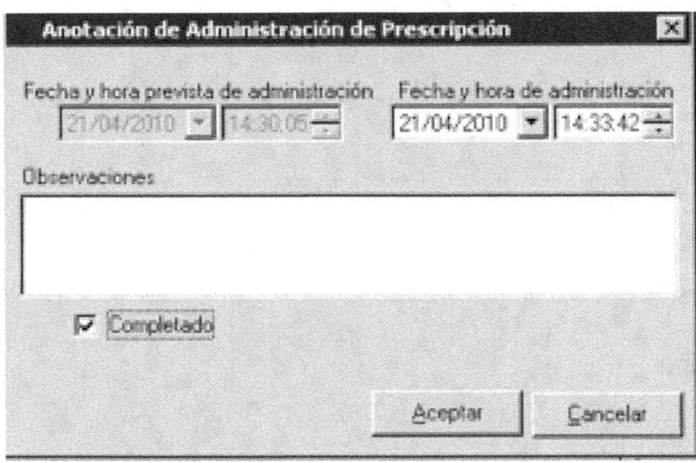, apareciendo la siguiente pantalla:

Pulsaremos "Completado" y "Aceptar". Este sería el caso de una prescripción medicamentosa, si fuese el caso de un procedimiento (Sondaje vesical, sondaje nasogástrico,...), pulsaremos en la pantalla Medidas generales, procedimientos y convulsiones.

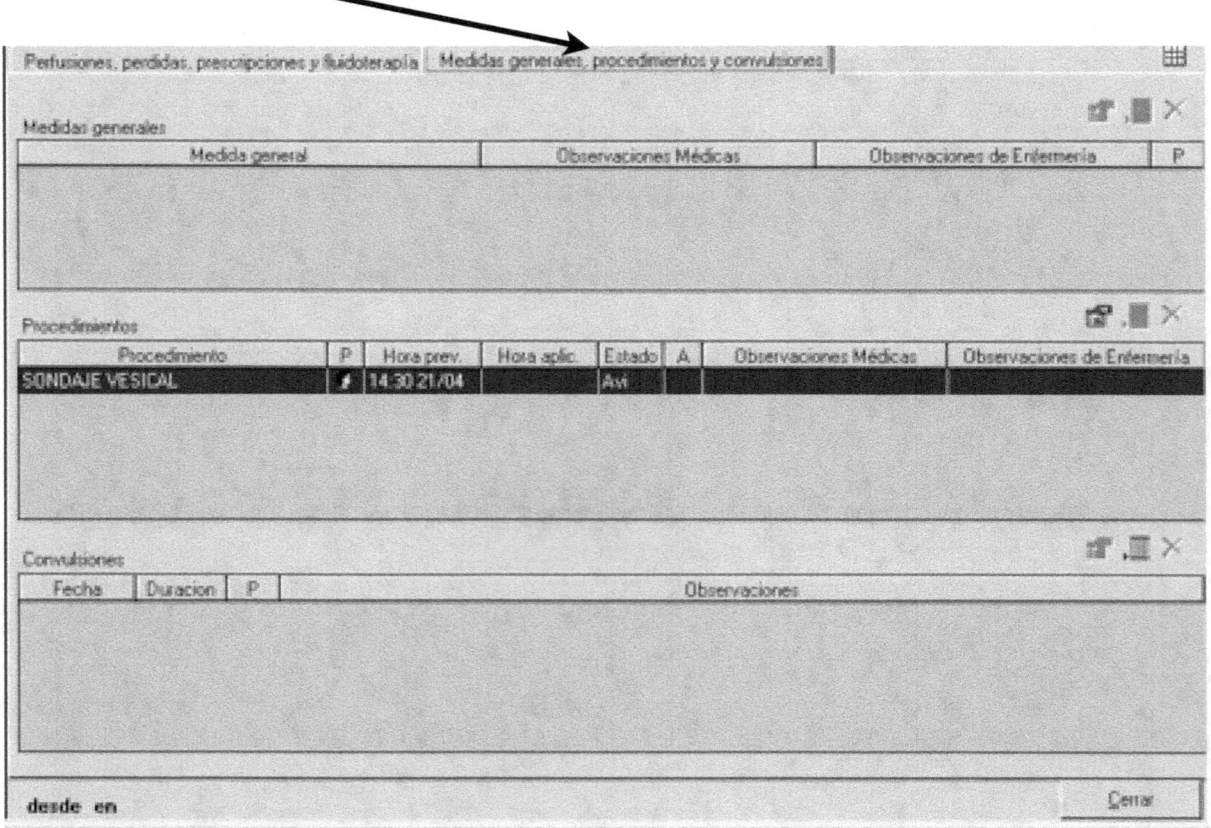

Registraremos el procedimiento pulsando sobre el procedimiento en concreto y clicaremos , apareciendo la siguiente pantalla:

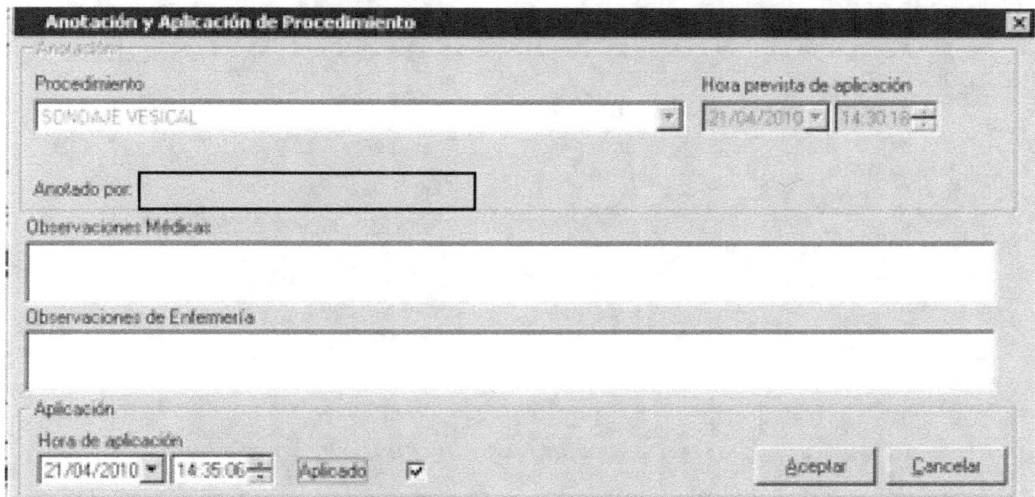

Pulsaremos "Aplicado" y "Aceptar".

2. Si queremos registrar una anotación, pulsaremos **Ir a Hoja de evolución** y a continuación

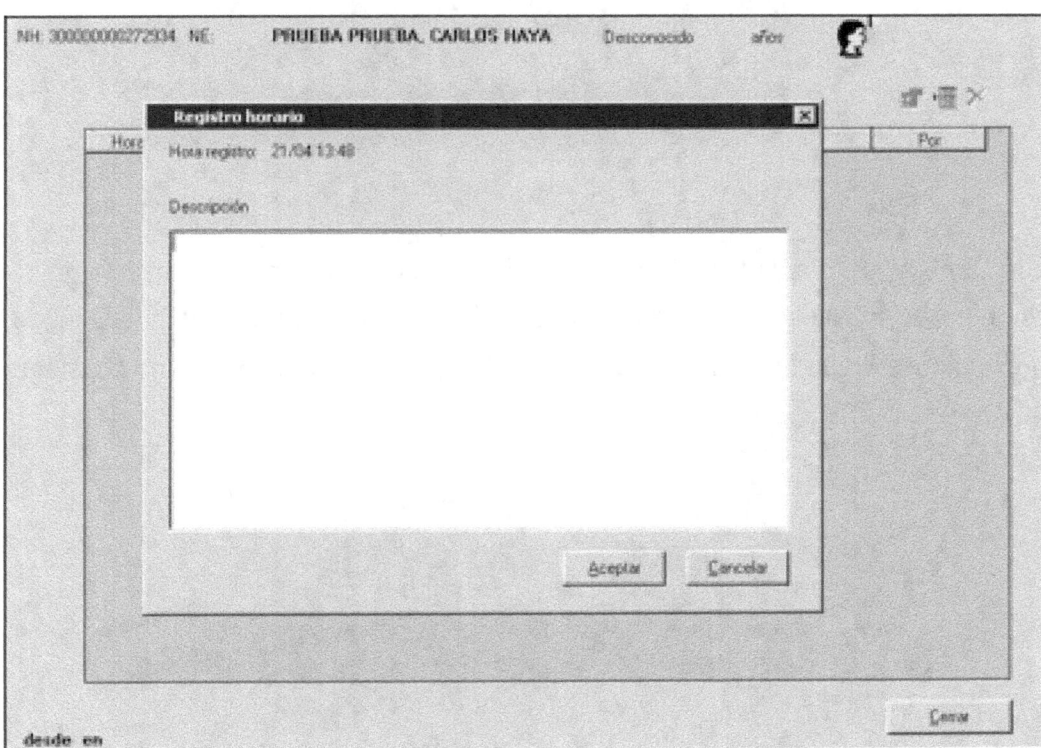, apareciendo la siguiente pantalla:

Escribiremos la anotación y pulsaremos "Aceptar". Si queremos rectificar algo de alguna anotación que hayamos escrito pulsaremos 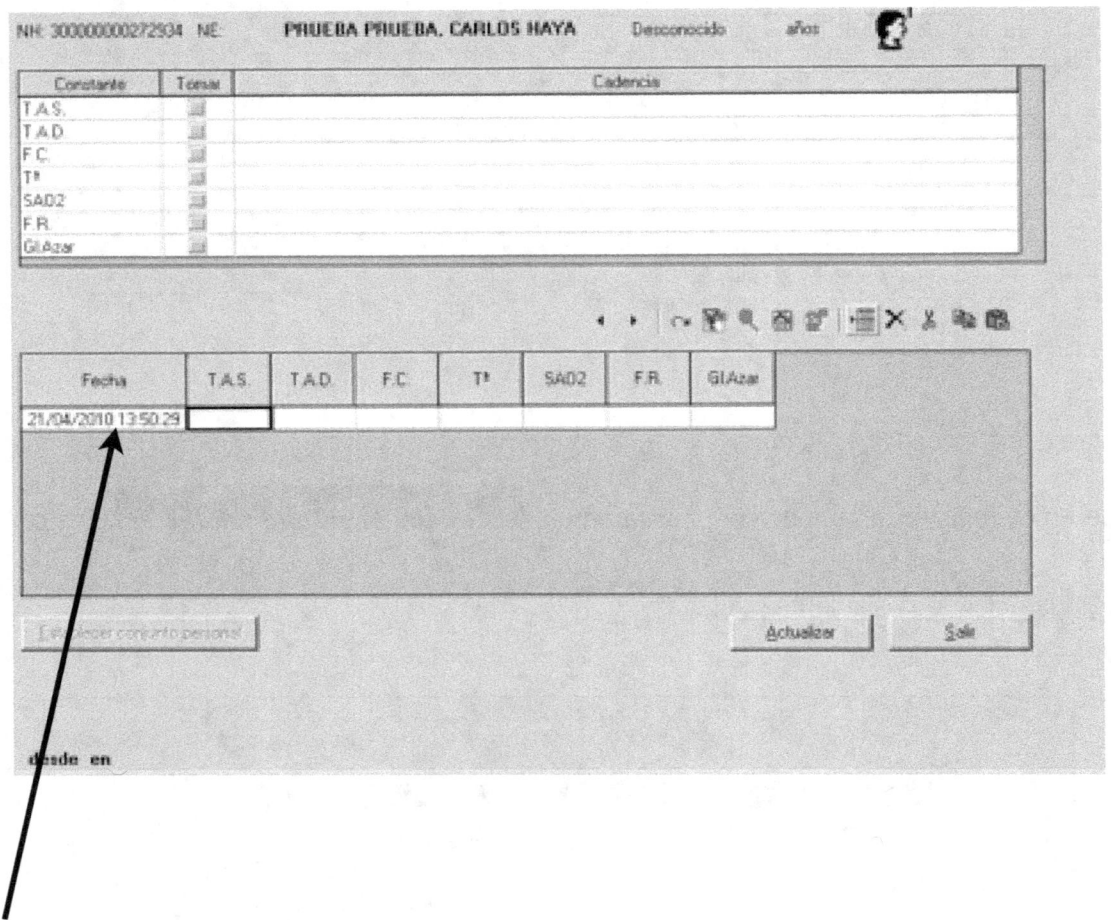, perimitiéndonos modificar el texto, tras lo que volveremos a pulsar "Aceptar". Si se quiere eliminar, se seleccionará previamente y se picará sobre .

3. Si queremos registrar las constantes, pulsaremos **Ir a Hoja de constantes**. Para añadir las constantes pulsaremos , "Actualizar" y "Salir".

Se puede cambiar la hora de la toma pulsando dos veces sobre el campo de fecha.Las constantes que aparecen en rojo, son las que están fuera de los límites normales, mientras que si introducimos un valor sin sentido aparece este valor en azul sobre fondo rojo.Para eliminar una constante se seleccionará y se pulsará .

HIS-CLÍNICO:

Para acceder a la aplicación pulsaremos el icono 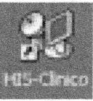 y aparecerá la siguiente pantalla:

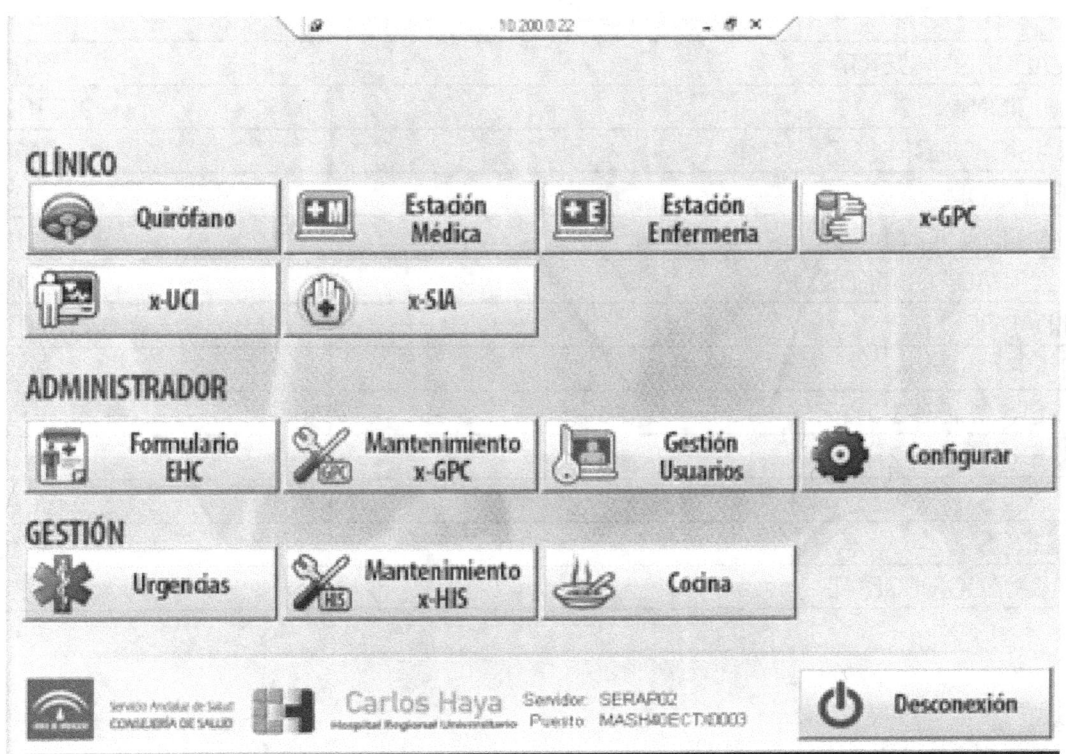

- Para validar las analíticas de sangre y orina ciclaremos [x-GPC] .

- Para cumplimentar los Informes de Continuidad de Cuidados al alta clicaremos

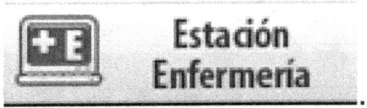

Existe actualmente en el Servicio de Urgencias un Manual de ayuda para la cumplimentación de dicho Informe.

Las claves para las aplicaciones serán proporcionadas por el Servicio de Informática previa solicitud del Supervisor del Servicio.

DIRECTORIO DE TELÉFONOS y BUSCAS.

Junto a cada teléfono del Servicio existe un directorio de teléfonos y buscas
El teléfono exterior del Hospital Regional Carlos de Haya, es el 951-290000.

TELÉFONOS

CELADORES PUERTA	901036
ADMISION	901162-63
ADMISION INGRESOS	901095
RECEPCION	901902
CLASIFICACION MEDICOS	900017
SALA TRABAJO MEDICOS	901710
CUIDADOS	901049/901741
SALA B	901711
OBSERVACION 1	901328
OBSERVACION 2	901354
CRITICOS 1	901022
CRITICOS 2	901054
TRABAJADOR SOCIAL	901168

RADIOLOGIA URGENCIAS	901281
ECO	901223
TAC	901182/901979
DESPACHO SUPERVISOR	901984/901988
ALMACEN URGENCIAS (MAÑANAS)	901268
ALMACEN UCI (TARDES)	901020
LABORATORIO	901235
MICRO	901027
BANCO SANGRE	901098
CENTRALITA	909
ESTERIL	901915/901916/901917
INFORMATICA	901136/901034
SERVICIO TRADUCCION(9-18 H)	901343
TRADUCCION REMOTA (8-22 H)	902471111

BUSCAS

SUPERVISOR URGENCIAS	88629
SUPERVISOR GENERAL	88631
ALMACEN URGENCIAS	88716
LIMPIEZA	88633
ELECTRICISTA	88601
MANTENIMIENTO	88603
SEGURIDAD	88654
ENFERMERO ENLACE	88546
INFORMÁTICO DIRAYA	317000

BIBLIOGRAFÍA.

1. Resumen Plan funcional Urgencias (2002). Área de Críticos. Unidad de Urgencias Hospital Regional Carlos Haya.

2. Plan funcional de la Sección de Urgencias del Servicio de Cuidados Críticos y Urgencias . Dirección General de la asistencia sanitaria. Subdirección de Asistencia especializada- Gestión sanitaria. Plan Andaluz de Urgencias y Emergencias.

3. Acogida al nuevo trabajador de la Unidad de Esterilización del Hospital Perpetuo Socorro (2008). Gerencia del Área de Salud de Badajoz.

4. El Hospital Regional de Málaga instala dispensadores automáticos de fármacos en Urgencias y Cuidados Intensivos.http://www.carloshaya.net/NoticiasyEventos/SaladePrensa/tabid/123/ctl/ArticleView/mid/638/articleId/148/categoryId/18/El-Hospital-Regional-de-Malaga-instala-dispensadores-automaticos-de-farmacos-en-Urgencias-y-Cuidados-Intensivos.aspx. Consultado 30 Abril 2010.

5. Cuaderno de ayuda Diraya Enfermería Urgencias.

6. www.enfermeriadeurgencias.com/ciber/PRIMERA_EPOCA/2007/octubre/feruladeyeso.htm. Consultado 1 de Mayo de 2010.

7. www.enfermeriadeurgecnias.com/ciber/julio2009/página7.html. Consultado 26 de Mayo de 2010.

8. Mcrae: Tratamiento Práctico de las fracturas (3ª edición). Ed.McGraw-Hill Interamericana Madrid. 1998

9. Basado en la experiencia y práctica de los profesionales sanitarios.